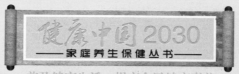

健康中国 2030
——家庭养生保健丛书——

普及健康生活，提高全民健康素养

图解 三分钟足疗

钱丽旗◎主编

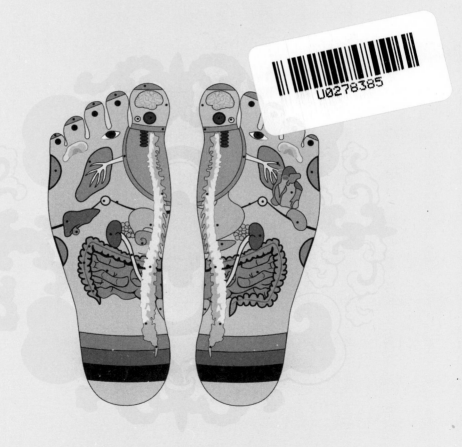

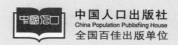

中国人口出版社
China Population Publishing House
全国百佳出版单位

图书在版编目（CIP）数据

图解三分钟足疗 / 钱丽旗主编. -- 北京：中国人口出版社, 2018.4

（健康中国2030家庭养生保健丛书）

ISBN 978-7-5101-4884-2

Ⅰ.①图… Ⅱ.①钱… Ⅲ.①足—按摩疗法（中医）—图解 Ⅳ.①R244.1-64

中国版本图书馆CIP数据核字(2017)第005298号

图解三分钟足疗

钱丽旗　主编

出版发行	中国人口出版社
印　　刷	天津泰宇印务有限公司
开　　本	787mm×1092mm　1/16
印　　张	16
字　　数	240千字
版　　次	2018年4月第1版
印　　次	2018年4月第1次印刷
书　　号	ISBN 978-7-5101-4884-2
定　　价	48.00元

社　　长	邱立
网　　址	www.rkcbs.net
电子信箱	rkcbs@126.com
总编室电话	(010)83519392
发行部电话	(010)83530809
传　　真	(010)83518190
地　　址	北京市西城区广安门南街80号中加大厦
邮政编码	100054

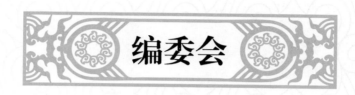

编委会

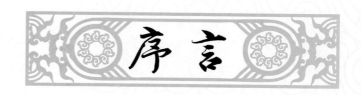

序言

　　健康，是每个国民的立身之本，也是一个国家的立国之基。健康，是民族昌盛和国家富强的重要标志，也是广大人民群众的共同追求。"没有全民健康，就没有全面小康。我们把健康列为小康的组成部分，更能体现出我们社会的文明进步。""把人民健康放在优先发展战略地位。"当前，我国进入全面建成小康社会决胜阶段，随着经济社会的不断发展，科学技术的不断进步，人们的生活水平不断提高的同时，种种不良的生活方式也使人们越来越多地遭受到疾病的困扰。因此"要倡导健康文明的生活方式，树立大卫生、大健康的理念，把以治病为中心转变为以人民健康为中心，建立健全健康教育体系，提升全民健康素养，推动全民健身和全民健康深度融合。"我们编撰《健康中国2030家庭保健养生丛书》就是基于大健康，大卫生的理念，依据中医养生的核心——"以人为本，以和为贵"，调理身体气机的中心思想，将养生保健的科学生活习惯融入到日常的生活中。

　　中国的养生文化，已经流传了几千年，备受人们热捧。三千多年前我们祖先就已经广泛运用艾灸疗法来养生、防病治病。近年来，人们开始关注养生文化，养生保健种类日益丰富，可以说，"养生"理念已逐渐融入人们的日常生活中。

　　基于养生保健思想的日益普及，我们编写了这套养生系列丛书，其中包含20本分册，分为五个类型，分别为防治病、养生经、自疗、三分钟疗法类，传统疗法类。其中，防治病包括《图解——刮痧防治病》，《图解——艾灸防治病》，《图解——拔罐防治病》，《图解——推拿防治病》；养生经包括《图解——黄帝内经体质养生》，《图解——本草纲目对症养生》；自疗类包括《图解—颈椎病自疗》，《图解—腰椎病自疗》，《图解—常见病自查自疗》；三分钟疗法类包括《图解—三分钟足疗》，《图解—三分钟手疗》，《图解—三分钟面诊》；传统疗法类包括《图解—人体经络》，《图解—百病从腿养》，《图解—小疗法大健康》，《图解—儿童经络按摩刮痧全集》，《图解—对症按摩》，《图解—小穴位》，《图解—手足对症按摩》，《图解—特效指压疗法》。

这套丛书从各个方面为大家介绍了日常养生的相关内容，语言浅显易懂，将复杂的医学知识用平实通俗的语言表达出来，方便读者理解。同时本书采用图解形式，配了大量插图，帮助认识各个疾病以及穴位的特点、疗法功效。读完本套丛书，你便能掌握一些基本养生知识和常用对症治病的疗法，并灵活加以应用。

本套丛书的编写团队由多家三甲医院的权威中医专家组成，包括解放军总医院第一附属医院钱丽旗主任，中国中医科学院广安门医院倪青教授，解放军总医院窦永起教授，空军总医院马建伟教授，海军总医院李秀玉教授，北京崔月犁传统医学研究中心冯建春教授，武警总医院许建阳教授，中国中西医结合杂志社王卫霞副编审，国家食品药品监督管理局马秀璟教授，中日友好医院夏仲元教授等多位军内外知名学者，汇集了军队、地方最优质的医疗学术资源，着力打造健康类图书精品，是在军队改革新形势下军民融合、资源共享、造福人民的新创举，期冀这一系列丛书为百姓带来真正的健康福音，为健康中国建设添砖加瓦。

当然，书中难免有所纰漏，也望广大读者批评指正。

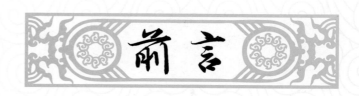

前言

足疗又称足底按摩，则是运用中医原理，集检查、治疗和保健为一体的无创伤自然疗法。

我国是足部疗法起源最早的国家，几千年前就有关于足部按摩的记载。据考证，当年足疗与针灸在我国为"同根生"之疗法。古代黄帝内经"足心篇"之"观趾法"（一种诊疗方法），隋朝高僧所撰《摩河止观》之"意守足"（常擦足心，能治多种疾病），汉代神医华佗著于《华佗秘笈》之"足心道"（意即足底的学问），司马迁《史记》之"俞跗用足治病"（"俞"通"愈"，跗指足背），表明了我国足疗由来已久。

人体的五脏六腑在脚上都有相应的投影，连接人体脏腑的12条经脉，其中有6条起于足部，脚是足三阴之始，足三阳之终，双脚分布有60多个穴位与内外环境相通。现代医学认为，脚是人体的"第二心脏"，脚有无数的神经末梢与大脑紧密相连，与人体健康息息相关。

足疗按摩在疾病防治方面的作用不容小觑，本书就足疗的基本内容和有关疾病的防治作了一系列讲解和介绍。

第一，本书介绍了足疗知识概览，包括足部按摩作用原理，足部诊病方法，足部按摩方法，足部反射区示意图和足部养生的16大特效穴。对按摩方法和取穴要领进行了具体的讲解，足部按摩适应症以表格的形式为大家列举了不同足部反射区的适应病症，一目了然，方便查阅；

第二至第十一章分别介绍了足部按摩疗法对常见疾病的治疗，包括外科，呼吸，消化，心血管，神经系统，妇科，泌尿生殖科，皮肤病，五官科及其他疾病的治疗方法。其中包含了疾病的症状，经穴和奇穴，反射区，足部按摩方法及日常的保健措施。对于日常大部分常见病都有相关的介绍，丰富全面。

本书从足疗的基本概述介绍，进而融入有关疾病的治疗方法，深入浅出，讲解精细，简单透彻；涵盖病症种类具体，实用性强；便于理解和学习。

希望大家通过此书，能对足疗有一个大致的了解，并能在阅读的过程中，掌握相关疾病的基本治疗和预防，通过简易的足疗来达到保健和养生的目的。

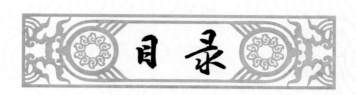

目 录

第三章　消化系统疾病的足疗法　73

第九章　妇产科疾病的足疗法　156

第一章

足疗知识概览

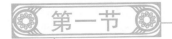

第一节
足部按摩作用原理

原 理

就是通过对足部反射区的刺激，调整人体生理机能，提高免疫系统功能，达到防病、治病、保健、强身的目的。

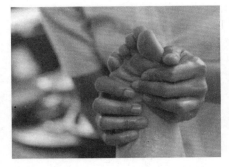

人有脚，犹如树有根；树枯根先竭，人老脚先衰。足部按摩是一种传统的中医外治物理疗法，主要是依靠手法的力度和技巧以调节机体生理、病理变化而达到治疗目的，已被无数临床实践所证实是行之有效的疗法之一。足部按摩的作用原理主要是从以下四方面阐述的。

一是血液循环原理 人的心脏有节律的搏动将血液输送到身体的每一个角落，这些血液在全身循环流动，实现机体内外物质的运输和交换。当人体某个器官异常或病变时，产生的一些对人体有害的代谢产物就会沉积入血参与全身循环。由于地心引力的影响，这些有害物质很容易在人体最底部即足部沉积。通过采用足部按摩，促进血流通畅循环，这些有害物质能得到有效分解，最终被肾脏等排泄器官排出体外。

二是反射原理 人的体表和内脏充满丰富的感受器，外界或体内环境的变化一旦被感受器接受，就会引起神经冲动传入中枢神经，分析综合产生新的冲动后再传至器官、腺体或肌肉，使之作出相应的反应。足部密布着丰富的感受器和神经末梢，其受到的刺激也可以很快地反射到全身相应的各个部位。

三是全息论原理　利用激光拍下的照片底片上的任何一个部分，都可以复制出整体的影像，这就是来自于物理学的"全息"的概念，指每一个局部都包含着整体的信息。传统中医把脚看作是人体的"全息胚"，且人的双脚与其他全息胚相比，包含着的信息更丰富，从而复制出的整体形象就更清楚更易辨认，所以对脚的按摩就是对全身的按摩。

　　四是经络学原理　经络学说是祖国中医的主要理论。人体经络的结构是经络线，经络循行线上有丰富而密集的毛细血管，周围密布着丰富的神经末梢和神经束。这样敏感而低阻的经络循行线是由人体各部位的穴点连接起来的，我们对足部的穴位进行按摩刺激，这种刺激就会沿经络循行线进行传导。

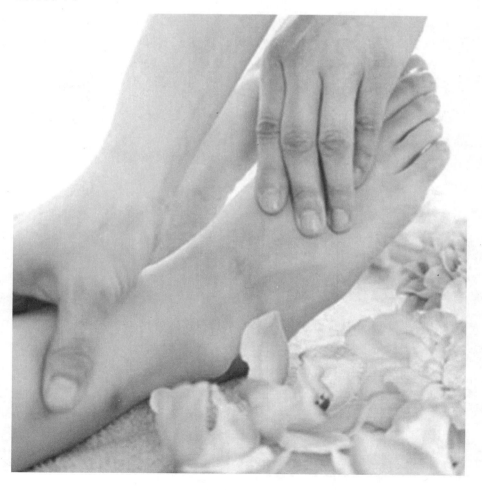

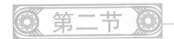

第二节 足部诊病方法

观足诊病

1. 观足顺序及内容 应将按摩对象的双足竖起放在按摩者的前面，按照双足反射区按摩顺序从足底反射区→足内侧反射区→足外侧反射区→足背反射区，从足趾观看到足跟，查看完一足，再查看另一足，进行对比。通过观察皮肤颜色、皮肤弹性、皮下组织的丰满程度、皮肤上异常的赘生物、局部是否肿胀或凹陷、趾和趾甲是否变形、足弓是否变形或消失等现象，来判定双足的某个反射区是否异常，进而提示其相对应的脏腑器官有无病理变化。

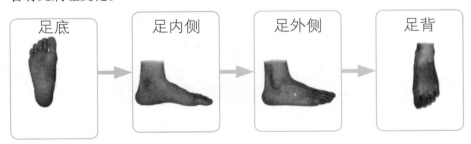

足底 → 足内侧 → 足外侧 → 足背

2. 观足诊病方法 足（拇）趾的皮肤呈暗紫色时，提示该患者可能脑部缺血、缺氧或可能有脑血管病变等。

足（拇）趾的皮肤及皮下组织干瘪失去正常弹性，提示脑动脉硬化、脑供血不足，甚至可能患有脑软化、脑萎缩等病变。

足部反射区局部出现明显的凹陷，提示该反射区相对应的脏腑器官可能缺如或已摘除，像子宫缺如、子宫切除术后，该脏器相对应的反射区就会出现明显的凹陷，局部组织松软。

足部反射区局部出现明显肿胀、隆起，可能提示该反射区相对应的脏腑器官患有慢性器质性病变。如在患者双足的膀胱反射区见到明显的局部肿胀．说明该患者可能患有慢性肾功能衰竭、膀胱结石、慢性膀胱炎等病变。

足拇趾皮肤暗紫色，提示脑血管病变。足拇趾下组织干瘪，弹性变小，提示脑动脉硬化或脑供血不足。

膀胱反射区肿胀，隆起，提示膀胱结石、膀胱炎等。

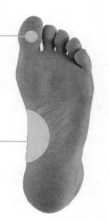

足部异常提示的病变

足踝部皮肤水肿，提示该患者可能有肾脏、心脏功能异常，或因内分泌功能失调而致盆腔充血。

按足诊病

观足诊病是诊断疾病的第一步，为了验证观诊的准确性和弥补观诊遗漏及不足，必须进行第二步检查——按诊。这是足部按摩疗法中诊断疾病必不可少的一步，按诊分为有痛诊断和无痛诊断。

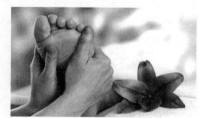

1. 有痛诊断 该诊断方法是根据当人体某个脏腑组织器官发生病理变化时，该脏器（部位）的相应反射区对痛觉敏感度明显高于其他无病部位的反射区这一特点，当刺激这一区域时，人体会出现明显的压痛反应，再结合反射区情况进行综合判定用来诊断的方法。

（1）检查顺序：为防止意外事故发生，应首先检查患者心脏反射区，手法先轻后重，如用轻手法患者已感到剧痛不能忍受，提示其心脏有严重问题，应放弃使用有痛诊断；如患者心脏无严重问题，可先从左脚的肾上腺、肾、输尿管、膀胱4个反射区开始，按足底→足内侧→足外侧→足背的顺序，将所有反射区按摩一遍，然后再按相同顺序检查右足。记录下对痛觉敏感的反射区（用＋、＋＋、＋＋＋等符号表示疼痛程度）。

（2）按诊要领：反射区位置要找准确，按摩的力度大小要适当，要因人、因部位施力，如有的患者脚部皮层较厚，对痛觉不敏感，施力应重些；有的患者病情较重，对痛觉很敏感，施力要轻些，有的反射区敏感点在皮层深部，施力可重些；而对皮肤较嫩的部位，施力可轻些。即使是同一个人，随着病情的变化也要注意按摩力度的改变。否则，将影响诊断的准确性。在实施按压诊断时，要随时注意观察患者的表情，经常询问患者的感觉以及对反射区按摩的

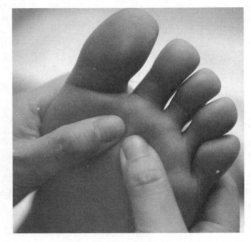

反应。如果按摩时力度恰到好处，可以帮助操作者对不同的反射区所表现的不同的压痛反应作出科学的判断，这是有痛诊断提高诊断疾病符合率的重要环节。

当然，我们不能仅凭某反射区有压痛，就断言该反射区对应的组织器官一定有病变、无压痛的反射区就一定无病变的结论。上述现象的出现，一方面与患者对疼痛敏感度高低有关，另一方面与操作者对反射区施力大小不均有关。因此，要多方比较，综合分析。左右足进行对比，相关反射区进行对比，再结合其他体征综合分析。才能作出诊断。如糖尿病，应根据双足胰反射区的压痛反应，小腿内侧坐骨神经反射区中段的病理结节并根据患者的一些其他体征来作判断。如仅仅根据胰反射区的压痛异常，则易与胰腺本身的病变相混淆。

2. 无痛诊断　无痛诊断是指按摩足反射区进行诊查时，不出现异常的压痛反应，这时需要根据触摸反射区组织变异情况，即操作者手下的感觉（手感），进行判断疾病性质的方法。由于组织器官的不同，病变的轻

重不同，临床症状的不同．所以反射区的组织变异亦不同。如有的可在皮下摸到颗粒状或块状的结节或条索状物；有的有气泡的感觉，或水流动的感觉，以及脚型和皮肤颜色的变化。诊断依据如下：

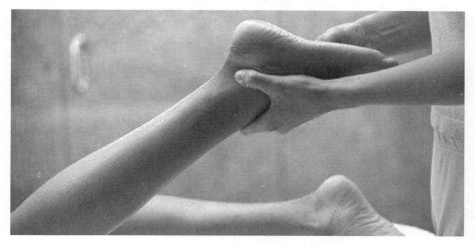

（1）某些脏器缺如患者，在其相应反射区有凹陷出现。

（2）胃肠病患者，在相应反射区内可触及皮下有颗粒状小结节。如便秘的患者，在结肠反射区尤其是直肠反射区可触摸到明显的沙粒感；十二指肠溃疡患者在十二指肠反射区皮下可触摸到条索状物。

（3）子宫、卵巢如有病变，触摸相应反射区时有水流动的感觉。

（4）小腿内侧坐骨神经反射区的中段皮下有压痛及结节，提示可能患有糖尿病。

（5）心脏不正常的患者，在心反射区可有明显的结节。

（6）脏器如有肿瘤，在其相应反射区皮下有时可触摸到小硬块。

（7）脊椎病患者，在相应反射区皮下可触及结节或条索状物。

（8）足部反射区的鸡眼，往往表明相对应的器官有慢性病。

（9）因意外受伤者，在受伤10～20小时后，若在足部反射区出现瘀血状的蓝色斑点或蛛网状斑纹，提示所对应的脏器可能有损伤。

（10）足（拇）趾（头部、额窦反射区）呈暗紫色，提示患者有脑血管疾病，可能是中风先兆。

总之，无痛诊断方法是在有痛诊断的基础上，通过操作者按压触摸相应的反射区所产生的手感来诊断疾病的方法，它是长期实践经验积累的结晶，是一种纯物理诊断方法，用它诊断疾病的准确率较高。若想掌握好无痛诊断方法，只有多实践，在摸脚的实践中鉴别反射区的皮肤、皮下组织的正常情况与病理异常状况，反复比较，左右对比，这样就可能得出正确结论。

　　足部反射区按摩疗法诊断疾病，是通过一望一摸足底反射区作为诊断依据，具有简便、迅速、准确等优点。由于这种诊断方法是根据按摩对象的反射区的观察以及对刺激产生的压痛反应（有痛诊断）及其产生的组织变异情况（无痛诊断）来判断，其结果很大程度上取决于按摩者的主观感觉和按摩对象的个体差异性，很难做到百分之百的准确，即使是有经验的足部按摩师，也难免出现误诊、漏诊等情况。况且，这种诊查方法只能提示某一脏器存在问题，究竟是什么病，还不能定性，也不能定量分析病变程度，因此这种诊断还有它的局限性。

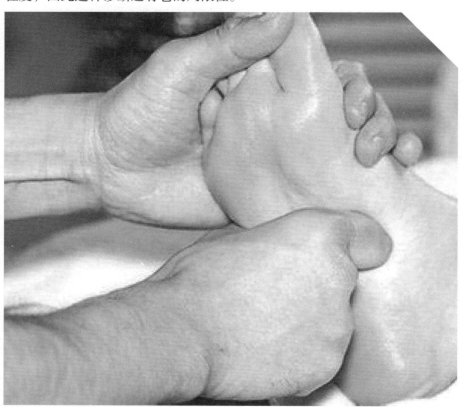

第三节
足部按摩正确方法

按摩时间

根据国内外临床经验，有经验的技师每次按摩15～30分钟应该可以达到最好的效果。过短则"能量不足"只能消减症状，时间过长则会产生"反馈现象"，不容易达到预期目标，拿捏得当，才是高手的本事。

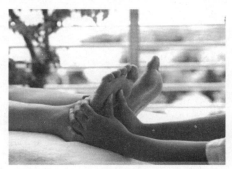

读者自己操作时，熟练时一只脚按摩约15分钟，两只脚共30分钟左右，是最恰当的了，这也是本书希望传递给大家的基本观念。如果一开始无法达成，请不要着急，多做一些时日，自然能够达成这个目标。

按摩次数

中医治疗的是人，而不是看"病"的症状而已，按摩也要时常考虑人、时、地等问题。

脚部按摩就好比在替身体清除垃圾，食物、环境污染及各种压力所造成的积累在体内的毒素和废物，到一定程度就会使人疲劳、无力，或给人带来其他症状。若不及时干预，人就会慢慢地病倒。

若每天多做几次所产生的反应有些人承受不了，那就说明对这些人而言多做无益；有些人一天一次都嫌多，他需要间隔较长时间来休息调养；另一些人一有空，就扳脚按摩，觉得按摩使他气血舒畅，身轻体健。

由此可知，按摩的时间和次数应该是因人而异。如果按摩得法，并能有高明的老师指导，每天一次的效果就很理想；若病情需要，如局部有疼痛、胸口不舒畅、腹部有绞痛，或存在其他急性症状，都可在对应的反射区多做几次按摩。根据患者对按摩后的反应和忍受度来决定次数的增减，是最客观的做法。

按摩力度

按摩力度的大小和疗效，有密切的关系，力度太小，达不到最小刺激量，则无法达到预期的效果，不能引起适当的反应；力度过大，会造成强烈的疼痛、肌肉的损伤、神经的紧张，也可能引起自抑作用或麻木，使得按摩所产生的神经传导信号，无法改变"病理反应"所对应的紊乱传导信号。

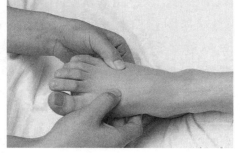

一般指压按摩的力度是3～5千克（合29.4～49牛），我们务必根据个人的忍耐度，在最大的限度内，取得最好的效果，由轻到重，慢而有规律地尝试，给人既安全又舒适的感觉。

使用重手法用力千万要慢而稳，否则患者会痛得受不了，立刻出现激烈的反应，会有冒冷汗、心情烦躁，甚至痉挛的现象发生，按摩者应该体会"气顺"、"气通"的那种感觉。当发现患者脚上有阳性反应物时，要慢慢增压，把大而硬的反应物想象成冰块，只有做好打持久战的准备并坚持不懈才能把它融化消除。可以用一只手压着阳性反应物慢揉，另一只手去压

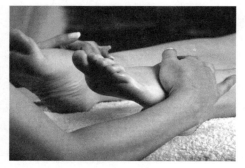

其他的反射区。千万不能一发现阳性反应物就像发现了宝藏一样，急着把它挖出来。这样做会引起局部充血，青紫一片，疼痛难忍，甚至造成骨膜或肌肉组织炎症。

所用的力度一定要在患者所能容忍的范围之内，千万不能只用重手

法，千万不能公式化。这是一种感觉、一项功夫，如同开药，同一种处方在治疗不同的人时，有经验的医师会根据个人体质决定哪一味药多抓一点，哪一些少用一点，处方的增减适合个人的体质则药

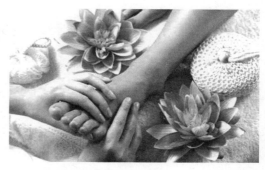

效灵验。药方并不是一成不变的，这便是良医和庸医的区别。而"足部健康法"就是根据个人的需要来按摩，并不是按体重施力，或是按什么病需用多少力量来解决。把握患者能够承受多少力，如何使病理反应物更快消除，这就是我们所要学的。

一般弱刺激能使神经兴奋、增进人体生理机能，算是补法；强刺激则抑制、减缓人体某部分的生理机能，属于泻法。

按摩方向

参考跟腱、脚骨和腿部肌肉的纹理，顺其方向由上而下或由下而上，单一方向操作，不要同时来回摩擦。只需环境、桌椅的高低和姿势合适，操作顺手，省力，方便推散病理反应物就行，无论是向上推，还是向下拉都可以。

按摩手法

以扣压、揉、推三种手法对足部做检查，除了使用指腹之外，也可以把指节弓起来施力，这样力度较大，作用力可以深入皮下组织，是特有手法。手法的运用还可以相互配合，如扣拉法、推揉法，都是混合的手法，灵活运用可以增强按摩的效果。

放松手法

在做足部按摩前，足部放轻松是很重要的。为了让患者，尤其是容易紧张的患者心情平静，需要专门学习放松手法。

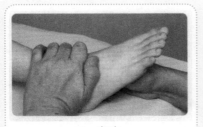

A. 摩法

用拇指、食指、中指、无名指的指腹，或用掌心、掌根慢而轻地摩擦。可沿肌肉的纹理运动或做环状运动，有规律地进行，此手法常用在脚背肉少的部位。

用拇指、食指或拇指、中指在脚趾的每个井穴用搓法来刺激经络，可以活络气血，促进循环。或用双手在脚的左右两侧相对搓揉，力度要均匀。

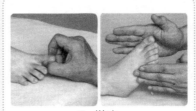

B. 搓法

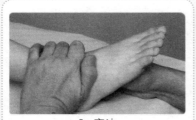

C. 摩法

使关节被动旋转。一手托住脚跟，另一手握住脚趾或脚背，做关节旋转摇动。此手法动作要和缓，对缓解情绪紧张很有效，有使小关节复位和松弛神经的作用。该手法的目的是要使人"放松"，因此要轻柔。

拇指在下，余四指在上，轻轻夹拉脚背，轻抚脚背，刺激末梢神经，有安抚定神的作用。

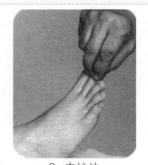

D. 夹拉法

放松手法

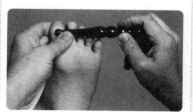

A. 滚法（使用按摩棒）

　　适用于拇趾头部反射区的操作。以余四指握住对方脚趾背，按摩棒的圆头放在脑部反射区上，拇指指端抵住棒颈，用力下压纵向向前推；另一手握棒，顺时针旋转棒体。此区的痛觉特别敏感，滚动时宜重而慢，要注意对方表情，避免不必要的伤害。

　　用拇指、食指或拇指、中指在脚趾的每个井穴用搓法来刺激经络，可以活络气血，促进循环。或用双手在脚的左右两侧相对搓揉，力度要均匀。

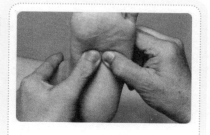

　　使用按摩棒在斜方肌、肺等的反射区，拇指抵住棒颈，余四指扣住脚侧当支点，另一手扶住棒体，棒的圆头沿着骨缝，棒体长轴与足底面呈20°左右，拇指使劲向上推。

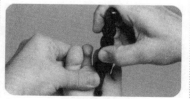

B. 推法

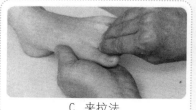

C. 夹拉法

　　a．手指深入脚趾趾缝中像梳头发一样向远端夹拉。

　　b．拇指在下，食指、中指在上，夹住脚趾，从近节向远端，作大面积夹拉。

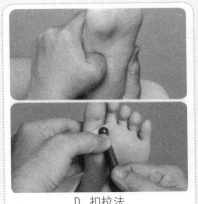

D. 扣拉法

　　拇指关节弯曲，抵住反射区使劲，拉过反射区，使反应物消散，余四指扣住脚背做支点，可以单手操作（尽量少用，以免伤眼睛）。

　　以拇指固定做支点，用食指的指尖在骨缝中抠挖。因为病理反应物多出现在骨缝，所以用食指的指尖在骨缝中抠，拇指固定做支点然后使力，有点边压边抠的感觉。
　　食指弯曲，以拇指固定做支点，食指中间节和指间关节的侧面向上抠拉。

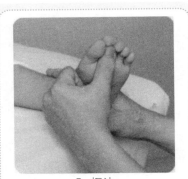

E. 抠法

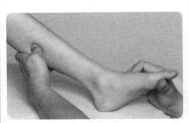

F. 拿捏法

　　用拇指、食指、中指将肉多的部位捏拿起来，对坐骨神经痛、脑卒中、肌肉麻痹或手臂酸痛的患者，就用此手法。捏松后能促进血液循环，但捏时用力要轻些，因为通常需要捏的人，多是循环不好、肌肉僵硬，身体已经很不舒服的，不要雪上加霜。

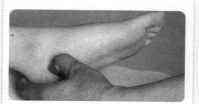

G. 揉法

　　用拇指指腹在一定的部位上，以打圆圈的方式移动，比摩法（放松手法A）的力度强而深些，操作时压力要轻柔，动作协调而有节奏，刺激量小，适用于各部位。常用于消肿止痛、活血化瘀、消积导滞等。

　　如左图以拇指指腹贴近平坦而面积较大的某些部位如脚踝周围、脚跟内外侧，余四指抵住足跟做支点，打圆圈式地移动。

　　用食指、中指指间关节，直接抵住反射区，另一手握住脚背，用定点扣压略带推或拉的方式连续进行（尽量少用，以免伤眼睛）。与按不同的是它用手指骨节背面的尖端，而按是用指腹或指端。

使用按摩棒时，一手持按摩棒，尖端的小圆头轻压在要按压的反射区位置，另一拇指扣紧棒的尖端用力，其余四指放在脚背上做支点，手指用力夹紧。持棒手只是扶着棒体，用力及滑动都由另一手的拇指完成。

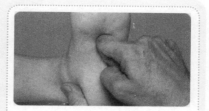

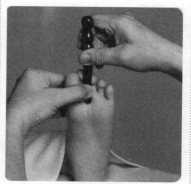

H. 扣压法（a. 单扣法）

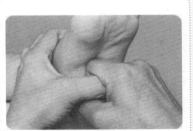

H. 扣压法（b. 双扣法）

左手握住脚掌，拇指平伸，右手食指勾住左手拇指远节，以左手拇指为轴心，右手食指可定点扣拉。此手法适用于反射区较深或容易滑脱的部位，如肾上腺、肾、胆、脾、乙状结肠、直肠等的反射区。

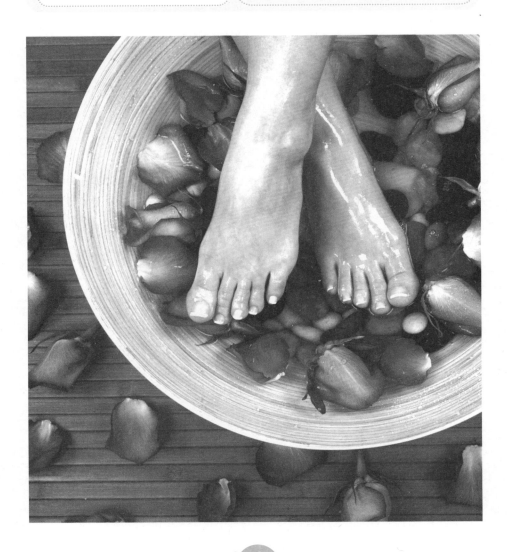

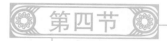

第四节
足部反射区对照图

右足底反射区

请自行参考

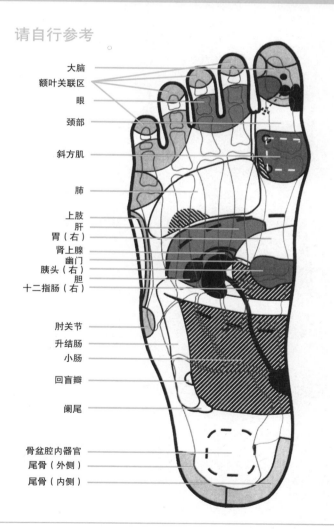

大脑
额叶关联区
眼
颈部
斜方肌
肺
上肢
肝
胃（右）
肾上腺
幽门
胰头（右）
胆
十二指肠（右）
肘关节
升结肠
小肠
回盲瓣
阑尾
骨盆腔内器官
尾骨（外侧）
尾骨（内侧）

左足底反射区

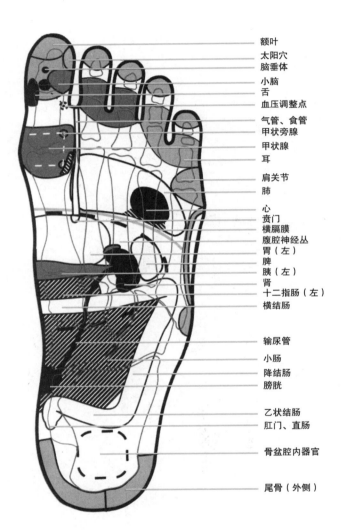

额叶
太阳穴
脑垂体
小脑
舌
血压调整点
气管、食管
甲状旁腺
甲状腺
耳

肩关节
肺

心
贲门
横膈膜
腹腔神经丛
胃（左）
脾
胰（左）
肾
十二指肠（左）
横结肠

输尿管
小肠
降结肠
膀胱

乙状结肠
肛门、直肠

骨盆腔内器官

尾骨（外侧）

脚背反射区

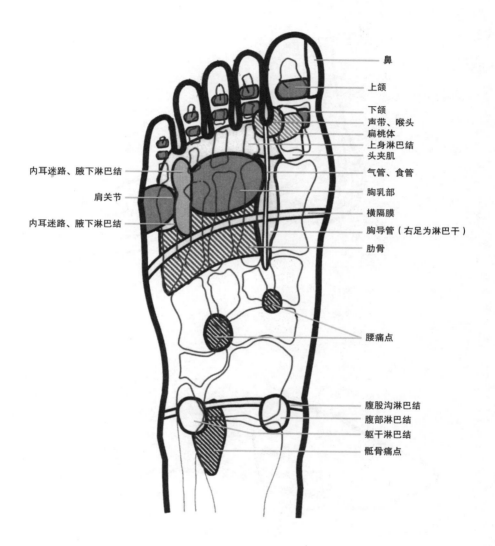

脚内外侧反射区

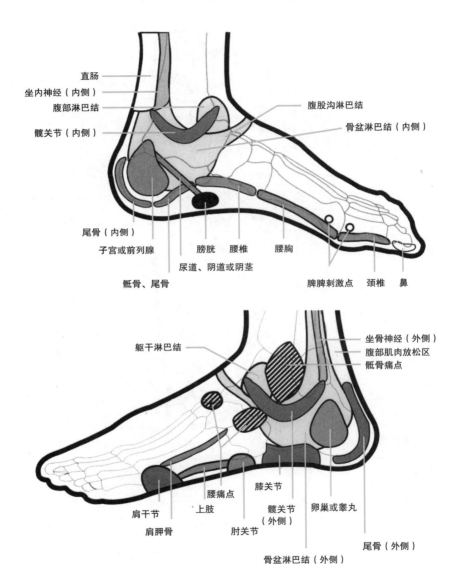

直肠
坐内神经（内侧）
腹部淋巴结
髋关节（内侧）

腹股沟淋巴结
骨盆淋巴结（内侧）

尾骨（内侧）
子宫或前列腺
尿道、阴道或阴茎
骶骨、尾骨

膀胱　腰椎
腰胸
脾脾刺激点　颈椎　鼻

躯干淋巴结

坐骨神经（外侧）
腹部肌肉放松区
骶骨痛点

肩干节
肩胛骨

腰痛点
上肢
肘关节

膝关节
髋关节
（外侧）

卵巢或睾丸

尾骨（外侧）

骨盆淋巴结（外侧）

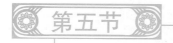

第五节
足部按摩适应症

序号	名称	适应症
1	大脑	高血压、脑卒中、脑震荡、神经衰弱、听觉受损、语言障碍、神经官能症、头晕、头痛、失眠。
2	下丘脑	内分泌失调、多尿等，体温、食欲、情绪、睡眠不正常。
3	额叶	肌肉动作的不协调、脑卒中、头晕、头痛、鼻窦炎等。
4	太阳穴	偏头痛，面神经麻痹，面部疼痛，头晕，听觉、嗅觉、味觉等的异常。
5	小脑	头晕、头痛、运动平衡障碍、血压问题。
6	颈部	颈部酸痛、颈部扭伤、落枕、高血压、颈部僵硬等。
7	血压调整点	高血压、脑卒中、头晕。
8	甲状旁腺	甲状旁腺功能减低症所引起的低血钙症状（包括筋骨酸痛、抽筋、手足麻痹、痉挛等）、指甲脆弱、失眠、肌肉神经过度兴奋引起的喉及气管痉挛；甲状旁腺功能亢进症所引起的四肢肌肉松弛、肾结石、病理性骨折、白内障等。
9	脾经刺激点	食欲不振、肌肉痉挛、四肢无力以及各种出血性疾病。
10	甲状腺	甲状腺功能亢进症或甲状腺功能减低症、甲状腺炎、甲状腺肿大、心悸、失眠、情绪不稳、消瘦、肥胖、代谢功能失调、皮肤毛发不健康。
11	额叶关联区	脑卒中、头晕、头痛、失眠。
12	眼	眼疲劳、结膜炎、沙眼、角膜炎、白内障等眼疾患的治疗和保健。
13	耳	重听、耳鸣、晕眩、中耳炎、外耳炎。
14	鼻	鼻塞、流鼻涕、打喷嚏、过敏性鼻炎、嗅觉异常、副鼻窦炎、鼻病引起的头痛，记忆力减退、鼻口冈癌。
15	上颌	咬合不齐、龋齿、牙龈炎、口腔癌、牙周病、吃东西容易呛。
16	下颌	咬合不齐、龋齿、牙龈炎、口腔癌、牙周病。
17	扁桃体	高热、咽痛、肌肉关节酸痛、扁桃体周围脓疡。

序号	名称	适应症
18	头夹肌	肩颈酸痛、颈部扭伤、落枕。
19	牙齿	龋齿、牙龈炎、牙周病。
20	上身淋巴结	淋巴管阻塞、各种炎症、各种坦症。参考"躯干淋巴结"反射区。
21	颈椎	头痛、颈痛、颈部红肿、斜颈、落枕、肩痛、手臂痛及与五官相关的疾病。
22	胸椎	骨刺、胸闷、胸椎不正、背痛与心、肺、肝、胆、脾、胃、肾有关的疾病。胸椎本身与足部一样是一个很完整的全息疗法反射区。
23	腰椎	闪腰、背痛、骨刺、腹股沟痛、腿痛，与消化、排泄、泌尿、生殖有关的疾病（因腰椎、骶骨椎间盘压迫坐骨神经引起疼痛或病变，才需要按摩坐骨神经痛反射区）。
24	骶骨、尾骨	闪腰、下腹部疼痛、植物神经失调（勃起、射精功能欠调及大小便失禁）、妇科疾病、胃肠蠕动失常、尿频、失眠。
25	肩关节	五十肩、手臂无力、肩酸、肩颈背综合征。
26	上肢	上肢无力、臂神经痛、臂丛神经麻痹（与颈丛神经有关）。
27	肘关节	网球肘、肘关节痛。
28	膝关节	膝酸痛、膝关节脱位、膝关节炎、肿胀。
29	声带、喉头	声带炎症、喉头炎症、喉结核、扁桃体炎。
30	气管、食管	咳嗽、支气管炎、食管癌、食管静脉曲张。
31	胸导管（左）	炎症、肿瘤、免疫力低下。
32	胸乳部	乳腺癌、乳腺炎、乳腺导管阻塞、乳腺纤维囊肿、胸闷、隆胸后不适。
33	内耳迷路、腋下淋巴结	晕车、腋下淋巴结肿大、乳腺肿瘤。
34	肩胛骨	肩膀酸痛、肩关节硬化、肩无力、肩颈背综合征。
35	横膈膜	呼吸困难，胸痛，横膈膜下脓疡、腹胀引起的心跳加快、打嗝。
36	肋骨	肋骨骨折、肋间神经痛。
37	腰痛点	腰痛、腰酸、闪腰。
38	斜方肌	背酸、背部抽痛、肩背僵硬。
39	肺	感冒、气喘、肺癌、肺水肿、肺结核、咳痰。
40	心	心律不齐、心肌炎、心脏无力、手脚冰冷、精神萎靡、神志失常。

序号	名称	适应症
41	贲门	呕吐、进食困难、打嗝。
42	胃（左）	胃下垂、胃痉挛、胃酸过多、胃炎、胃溃疡、胃癌。
43	胰（左）	胰腺炎、胰腺癌、胰腺囊肿、糖尿病、代谢功能失调等疾病。
44	十二指肠（左）	腹胀、腹痛、食欲不振、消化不良、胆结石、肝胆疾病、胃溃疡和十二指肠溃疡。
45	肾	肾炎、肾结核、肾癌、气喘、肺气肿。
46	肾上腺	肾上腺分泌过多或过少所产生的各种病症、心律不齐、风湿性关节炎，也可用于炎症、发热、疼痛、咳喘、过敏、休克等。
47	脾	贫血、食欲不振、消化不良、腹泻、内脏下垂、脾肿大、免疫力低下以及各类出血、发热、炎症。
48	腹腔神经丛	胀气、腹泻、胃肠痉挛、神经性胃肠炎、打嗝。也用于调节脏腑功能。
49	胃（右）	呕吐、胃酸过多、胃炎、胃溃疡、胃痉挛、胃下垂、胃癌。
50	幽门	呕吐、幽门狭窄症、胃痉挛、胃溃疡。
51	胰头（右）	胰腺炎、胰腺癌、胰腺囊肿、糖尿病、代谢功能失调等。
52	十二指肠（右）	腹胀、腹痛、消化不良、食欲不振、胆结石、胆心疾病、胃溃疡和十二指肠溃疡。
53	胆	黄疸、胆结石、胆囊炎、胆管癌。
54	肝	肝脏功能失调、肝肿大、肝硬化、脂肪肝、肝炎、黄疸、失眠、心烦气躁。
55	输尿管	输尿管结石、高血压、肾积水。
56	膀胱	膀胱炎、肾炎、膀胱结石、膀胱溃疡及泌尿系统疾病。
57	阑尾	阑尾炎、下腹部胀气。
58	回盲瓣	回盲瓣闭锁不全、胀气、肠炎。
59	升结肠	便秘、腹泻、大肠癌。
60	横结肠	腹痛、结肠下垂、便秘。
61	小肠	小肠癌、消化不良、胃肠胀气、腹痛及慢性肠炎。
62	降结肠	便秘、腹泻、腹痛、大肠癌。
63	乙状结肠	便秘、腹泻、大肠癌。
64	肛门、直肠	直肠癌、便秘、腹股沟疝、痔疮、腹胀。

序号	名称	适应症
65	骨盆腔内器官	痛经、盆腔积液、盆腔炎症、坐骨神经痛、盆腔内器官的炎症、血循环不良。
66	尾骨（内侧）	臀痛、腰痛、坐骨神经痛。
67	尾骨（外侧）	臀痛、腰痛、坐骨神经痛。
68	尿道、阴道或阴茎	尿道结石、尿道感染、阴道炎、阳痿。
69	子宫或前列腺	子宫内膜异位症、子宫肿瘤、前列腺癌、前列腺肥大、小便不利、尿频。
70	髋关节（内侧）	髋关节疼痛、髋关节移位、腰痛、臀痛、长短脚。
71	骨盆淋巴结（内侧）	骨盆内炎症、骨盆腔内各组织器官病变、血循环不良。
72	腹股沟淋巴结	输精管或输卵管炎症、阻塞，宫外孕（女性），腹股沟淋巴结肿大、腹股沟肿痛。
73	腹部淋巴结	腹部淋巴瘤、淋巴道阻塞、炎症。
74	直肠	直肠癌、痔疮、便秘。
75	坐骨神经（内侧）	坐骨神经痛（配合腰椎按摩）。
76	卵巢或睾丸	不孕症、卵巢炎症、隐睾、阴囊静脉曲张、阴囊下坠。
77	髋关节（外侧）	髋关节疼痛、髋关节移位、闪腰后的反射痛、长短脚。
78	骨盆淋巴结（外侧）	骨盆内炎症、淋巴阻塞、淋巴循环不良。
79	躯干淋巴结	恶性淋巴瘤、淋巴道阻塞、炎症。
80	骶骨痛点	闪腰、下腹部疼痛、与生殖系统相关的疾病。
81	坐骨神经（外侧）	坐骨神经痛（配合腰椎按摩）。
82	腹部肌肉放松区	肥胖、痛经、腹直肌痉挛或僵硬、腹部手术外伤的复原。
83	舌	味觉失常、舌肿痛、外伤、缺乏唾液。

第六节

足部养生16大特效穴

解溪穴

▶ **症状**

不知道你有没有发现，有的时候，明明没有蛀牙，可是牙齿却非常疼。不但牙疼，而且心烦，眉棱骨痛，眼睛还布满了红丝，或者脸面的颜色不知道是什么原因越来越泛灰黑色，并伴有浮肿的现象。如果这样的话，那就赶紧按摩你的解溪穴。按摩解溪穴，不但能使上述症状得到改善，还有很好的保健调理效果。《针灸甲乙经》曰："白膜覆珠，瞳子无所见；风水面肿，颜黑。解溪主之"；《千金方》云："腹大下重；厥气上柱腹大；膝重脚转筋。湿痹"；《图翼》曰："泻胃热"。

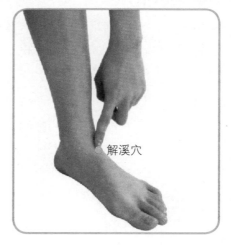

解溪穴

▶ **名称含义**

解，散的意思；溪，地面流行的经水。"解溪"的意思就是指胃经的地部经水由本穴解散并流溢四方。此穴的物质是丰隆穴传来的地部经水，经水流于本穴后，因为此处穴位的通行渠道狭小，所以地部经水满溢而流散经外，因此名为"解溪"。

▶ **按摩方法**

①正坐，抬起一只脚放在椅子上。

②用同侧的手掌抚膝盖处，拇指在上、四指的指腹循胫骨直下至足

腕。在系鞋带处，两筋之间有一凹陷。

③用中指的指腹向内用力按压。

④每天早晚各按压一次，每次1~3分钟。

▶取穴要领

正坐，一腿屈膝，脚部后移，用同侧的手掌抚膝盖处，拇指在上、四指指腹循胫骨直下至足腕处，在系鞋带处、两筋之间的凹陷即是该穴。

内庭穴

▶症状

你是否经常感到自己双手双脚都是冰凉的？你是否觉得自己浑身气血不畅？你是否喜欢闭门在家中独自静坐？你是否厌恶嘈杂的人声以及嘈杂的环境？你是否经常心烦意乱？如果这样的话，那就赶快按摩你的内庭穴吧，一定会收到立竿见影的效果。"内庭次趾外，本属足阳明，能治四肢厥，喜静恶闻声，瘾疹咽喉疼，数欠及牙疼，疟疾不能食，针着便惺惺。"这首歌谣，说的就是内庭穴这个穴位的作用。

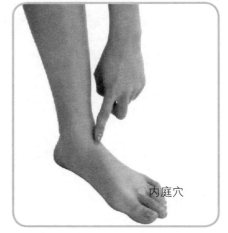

内庭穴

▶名称含义

内，指深处；庭，指居处；因为此处穴位对喜静卧、恶闻声等病症具有疗效，这些病症就好似要深居在内室之中，闭门独处，不闻人声，所以名叫内庭。其次，因为这个穴位治疗的病症，几乎不在穴位近处，而是多在头、脑、腹、心这样的部位，它的主要作用与人体内部组织有关，门内称庭，所以名为内庭穴。

▶按摩方法

①正坐屈膝，把脚抬起，放在另一条腿上。

②把对侧手的四指放在脚掌底部，托着脚。手的大拇指放在脚背。

③弯曲大拇指，用指尖下压揉按内庭穴，有胀痛的感觉。

④早晚各揉按一次，先左后右，每次揉按1～3分钟。

▶ 取穴要领

正坐屈膝，把脚抬起，放另一腿上，用对侧手的四指置脚掌底托着，手大拇指在脚背，并置于第2、第3趾间。脚叉缝尽处的凹陷处即是。

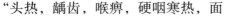

厉兑穴

▶ 症状

不知为什么，有的人整夜都睡不着觉，或者晚上很早就上床了，可是却总没法入睡；或者总是整夜失眠，睁着眼睛，在床上辗转反侧，听着别人的鼾声直到天明；或者夜里不断地做梦，梦境一个接一个，就好像放录像带一样，一部接一部地放。可是等到了白天，他们却全身疲乏，四肢无力，始终打不起精神来，而且总想睡觉。那么，遇到这种情况该怎么办呢？其实很简单，只要坚持按压厉兑穴，就能够使白天困乏、晚上不能睡觉的情况得到改善。《千金方》云："头热，龋齿，喉痹，硬咽寒热，面

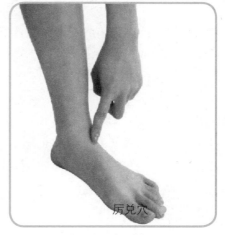

厉兑穴

浮肿，嗜卧，四肢不欲动摇，吐舌戾颈"；《大成》："疮疡从髭出者，厉兑、内庭、陷谷、冲阳、解溪"、"尸厥如死及不知人，灸厉兑三壮"。

▶ 名称含义

"厉"的意思是危、病；"兑"的意思是"口"。在中医里面，把胃称为水谷之海，我们的身体接受食物必须要使用口。而此处穴位主要治疗口噤不能食、口歪，以及胃肠等方面的疾病，所以名叫"厉兑"。

▶ 按摩方法

①正坐屈膝，把脚抬起放在另一腿上。

② 将对侧手的四指放在脚底，托着脚，拇指放在脚背。

③大拇指弯曲，用指甲垂直掐按在穴位处，有刺痛感。

④每天早晚各掐按一次，先左后右，每次1～3分钟。

▶ **取穴要领**

正坐屈膝，把脚抬起放在另一腿上。用对侧手的四指置脚底托着。手拇指在脚背。弯曲大拇指，指甲所在第二趾外侧趾甲角处即是。

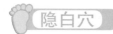 隐白穴

▶ **症状**

月经是女人特有的生理现象，也是为了繁衍生命而存在的。有的人每个月的月经都很规律，但有的人却因为饮食、情绪、身体、药物等原因，导致月经不规律，时有变化，甚至有的时候还会突然大量流血不止，或者间歇不断（俗称崩漏），此时不仅会影响到身体健康，而且情况严重的话，还有可能会危及到生命的安全。如果遇到了这种情况，可以马上把患者送到医院，同时重力按压患者的隐白穴，也可以用香烟或者香火稍微轻烫此穴，这样有立即止血的作用。《针灸甲乙经》

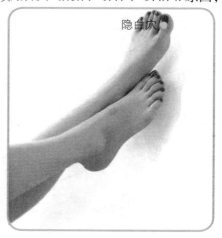 隐白穴

曰："气喘，热病，衄不止，烦心善悲，腹胀，逆息热气，足胫中寒，不得卧，气满胸中热，暴泄，仰息，足下寒，膈中闷，呕吐，不欲食饮，隐白主之；腹中有寒气，隐白主之；饮渴身伏多唾，隐白主之"。

▶ **名称含义**

隐，隐秘、隐藏的意思；白，指肺的颜色、气。"隐白"的意思就是指脾经体内经脉的阳热之气外出到脾经体表经脉。此处穴位由地部孔隙与脾经体内经脉相连，穴内气血是脾经体内经脉外传之气，因为气蒸发外出，不易被人觉察，所以称"隐白"。

▶ **按摩方法**

①正坐屈膝，把一脚抬起，放在另一条大腿上。

②用另一侧手的大拇指的指甲垂直掐按穴位，有刺痛感。

③每天早晚各掐按一次，每次掐按1～3分钟。

▶ 取穴要领

正坐，把脚抬起，放置在另一大腿上。用另一侧手大拇指按压足大趾内侧趾甲旁0.1寸即是。

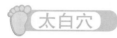

太白穴

▶ 症状

太白穴出自《灵枢·本输》，属于足太阴脾经。"太白"是中国古代星宿的名称，传说太白星具有平定战乱、利国安邦的作用。中医理论中脾属"土"，所以称脾经为"土经"。太白穴是脾经之土穴，也是脾经的原穴，是健脾的重要穴位，能够治疗由各种原因引起的脾虚。在中医理论中，脾主肌肉，如果人突然运动或者搬提了过重的物品，就会导致脾气消耗太多，使得肌肉内部气血亏损，此时敲打或用力揉按太白穴，能调理疏通经气，迅速消除肌肉酸痛等症状，人体运动过度造成的局部损伤也可用此方法治疗。

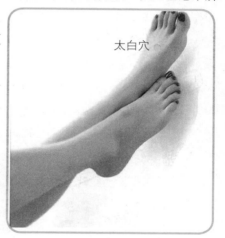

太白穴

▶ 名称含义

太，大的意思；白，肺的颜色，气也；"太白"的意思就是脾经的水湿云气在此吸热蒸升，化为肺金之气。此处穴位的物质是从大都穴传来的天部水湿云气，到达此处穴位后，受长夏热燥气化蒸升，在更高的天部层次化为金性之气，所以称太白穴。此穴也称大白穴。它是脾经经气的重要输出之穴。

▶ 按摩方法

① 正坐屈膝，把脚抬起，放在另外一条大腿上，用另一侧手的大拇指

按压脚的内侧缘靠近足大趾的凹陷处，有酸胀感。

② 用大拇指的指腹垂直按压穴位。

③ 两侧穴位每天早晚各按压一次，每次按压1～3分钟。

▶ 取穴要领

正坐，把脚抬起，放置另一大腿上，以另一侧手的大拇指按脚的内侧缘靠近足大趾的凹陷处即是。

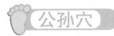
公孙穴

▶ 症状

《史记·五帝本纪》说："黄帝者，少典之子，姓公孙，名曰轩辕。"公孙就是黄帝，黄帝位居中央，统治四方，就犹如人体中的公孙穴，总督脾经和冲脉，统领全身。而作为统领全身的穴位，它最直接、最明显的效果就体现在人体的胸腹部。出现在人体胸腹部的所有问题，例如腹胀、不明原因的腹痛、心痛、胃痛、胸痛，都可以通过按压公孙穴得到缓解，而且经常按摩公孙穴，也可养生保健。此外，像婴儿初生、胎毒未尽，或者在换乳的时候，脾胃没法适应新的食物，有大绿便或者腹泻、便秘等现象，除了要尽快送医院检查，还可以同时按压公孙穴，就能使症状得到缓解。

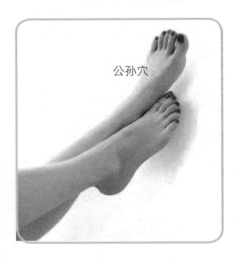
公孙穴

▶ 名称含义

公孙，即公之辈与孙之辈，指此处穴位内的气血物质与脾土之间的关系密切。此穴位于人的足部，冲脉气血出公孙穴后就会快速气化。另外此穴物质为天部水湿风气，并横向输散至脾胃二经，有联络脾胃二经各部气血的作用。

▶ 按摩方法

① 正坐，将右足跷起放在左腿上。

②用左手轻握右足背，大拇指弯曲。

③食指指尖垂直揉按穴位，有酸、麻、痛的感觉。

④每天早晚各揉按一次，每次揉按1～3分钟。

▶ 取穴要领

正坐，将右足跷起放在左腿上。将另一侧手的食指与中指并拢，中指位于足内侧大趾的关节后，则食指所在位置即是。

▶ 症状

在针灸穴中，昆仑穴是足太阳膀胱经的穴道，能够舒筋化湿、强肾健腰。中国古代医书《医宗金鉴》中写道："足腿红肿（昆仑）主，兼治齿痛亦能安"。在《肘后歌》中也记载道："脚膝经年痛不休，内外踝边用意求，穴号（昆仑）并吕细。"由此可见，这个穴位对于腿足红肿、脚腕疼痛、脚踝疼痛，都能够疏通经络，消肿止痛，具有良好的治疗效果。在古代的《医书入门》中还记载道："背曲杖行之人，针两足昆仑，能够投杖而走"，由此可知这个穴位对腰、腿和背部脊椎具有很好的功效。

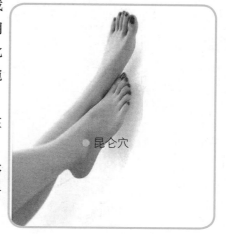
昆仑穴

▶ 名称含义

昆仑，广漠无垠的意思，指膀胱经的水湿之气在这里吸热上行。本穴物质是膀胱经经水的汽化之气，性寒湿，由于足少阳、足阳明二经的外散之热的作用，寒湿水气吸热后也上行并充斥于天部，穴中各个层次都有气血物质存在，就像广漠无垠的状态一样，所以名"昆仑"。

▶ 按摩方法

①正坐垂足，将要按摩的脚稍向斜后方移至身体旁侧，脚跟抬起。

②用同侧的手四指在下、掌心朝上扶住脚跟底部。

③大拇指弯曲，用指节从上往下轻轻刮按，会有非常疼痛的感觉。

④每次左右两侧穴位各刮按1～3分钟，孕妇忌用力刮按。

▶ 取穴要领

正坐垂足。将要按摩的脚稍向斜后方移至身体侧边，脚跟抬起。用同侧手四指在下，掌心朝上扶住脚跟底部。大拇指弯曲，指腹置于外脚踝后的凹陷处，则大拇指所在位置即是。

申脉穴

▶ 症状

中国古代的《医宗金鉴》中，有一首关于申脉穴的歌诀："腰背脊强足踝风，恶风自汗或头痛，手足麻挛臂间冷，雷头赤目眉棱痛，吹乳耳聋鼻出血，癫口肢节苦烦疼，遍身肿满汗淋漓，申脉先针有奇功。"这首歌诀，说的就是申脉穴的作用和功效。在人体的穴位中，这是一个非常有用的穴位，它对于足踝红肿、手足麻木、乳房红肿、头汗淋漓等症，都具有良好的疗效。

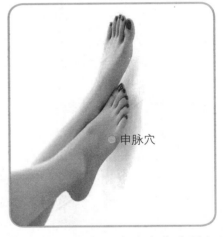

申脉穴

▶ 名称含义

申，指这个穴位在八卦中属金，因为穴内物质为肺金特性的凉湿之气；脉，脉气的意思。"申脉"的意思是指膀胱经的气血在此变为凉湿之性。本穴物质是来自膀胱经金门穴以下各穴上行的天部之气，其性偏热（相对于膀胱经而言），与肺经气血同性，所以名"申脉穴"。

▶ 按摩方法

① 正坐垂足，把要按摩的脚稍微向斜后方移动到身体的旁侧，脚跟抬起。

② 用同侧的手四指在下，掌心朝上地扶住脚跟底部。

③ 大拇指弯曲，指腹放在外脚踝直下方的凹陷中，垂直按压，有酸痛感。

④ 用拇指的指腹按揉，左右两穴，每次各按揉1～3分钟。

▶ **取穴要领**

　　正坐垂足，将要按摩的脚稍向斜后方移至身体侧边，脚跟抬起。用同侧手四指在下，掌心朝上扶住脚跟底部。大拇指弯曲，指腹置于外脚踝直下方凹陷中，则大拇指所在之处即是。

至阴穴

▶ **症状**

　　在妇科疾病中，至阴穴是一个重要的穴位。在中国古代社会里，妇女生育是一件异常危险的事，因为当时既没有现代医疗设备，也没有先进的

医疗技术，就连正常怀孕生产的女性都有可能因为各种原因导致死亡，更何况异位妊娠。因此，中国古代的医家们发现，在女性怀孕第29周到第40周之间，针对至阴穴进行艾灸，持续治疗四周以上时间，就能够有效纠正胎位，使异常的胎位转变为正常胎位。同时，经常按摩或者灸治至阴穴，对女性月经不调、崩漏、带下、痛经、更年期综合征、乳痈、乳癖等症状，也具有治疗和改善作用。

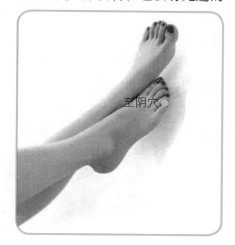
至阴穴

▶ **名称含义**

　　至，极的意思；阴，寒、水的意思。"至阴"的意思是指人体内膀胱经的寒湿水气由外输到体表。此穴中物质是来自体内膀胱经的寒湿水气，位于人体最下部，是人体寒湿水气到达的极寒之地。因为此穴有孔隙与体内相通，是膀胱经内的气血与体表的气血交换处，所以是膀胱经井穴。

▶ **按摩方法**

　　① 正坐垂足，把要按摩的脚抬起放在凳子上，脚趾斜向外侧翘起。

　　② 俯身弯腰，用同侧的手末四指握脚底。掌心朝上，拇指弯曲，放在足小趾端外侧，趾甲角旁，拇指指尖所在的部位即是穴位。

③ 用拇指的指甲垂直下压，掐按穴位，有刺痛感。左右两侧穴位，每次左右各掐按1～3分钟。

▶ **取穴要领**

正坐垂足，将要按摩的脚抬起放在凳子上。脚趾斜向外侧翘起。俯身弯腰，同侧手末四指握脚底，掌心朝上，拇指弯曲，置于足小趾端外侧，趾甲角旁，则拇指指尖所在之处即是。

涌泉穴

▶ **症状**

涌泉穴是肾经的首要穴位，据《黄帝内经》记载："肾出于涌泉，涌泉者足心也。"中国民间自古就有"寒从足入"、"温从足入"的说法。

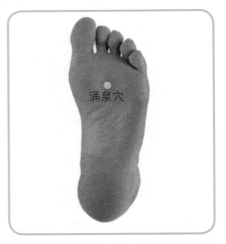

《内经图说》中把按摩涌泉穴称为做"足功"，可以起到强身健体、延年益寿的作用。《韩氏医通》上记载道："多病善养者，每夜令人擦足心（涌泉），至发热，甚有益。"北宋著名大文豪苏东坡也在《养生记》中把擦涌泉穴视为养生之道。《寿视养老新书》中指出："旦夕之间擦涌泉，使脚力强健，无痿弱酸痛之疾矣。"苏东坡曾经讲过这样一个故事：扬州有一名武官在广州、广西地区做了十多年的官，从来没有染上过疟疾，而且始终面色红润、健步如飞、从不吃药。问他有什么方法，他说自己每天早晨天不亮就起床，然后坐着，两足相对，按摩涌泉穴，直到涌泉穴出汗。他在两广做官的十多年里，之所以从来没有感染过疟疾，完全是因为每天都坚持按摩涌泉穴的原因。

▶ **名称含义**

涌，溢出的意思；泉，泉水。"涌泉"是指体内肾经的经水从此处穴位溢出体表，所以称"涌泉"。经常按摩涌泉穴能增强人体的免疫功能，提高抵抗传染病的能力。

▶ **按摩方法**

① 正坐。把一只脚跷在另一只脚的膝盖上，脚掌尽量朝上。

② 用另一侧的手轻握住脚，四指放在脚背，大拇指弯曲并放在穴位处。

③ 用大拇指的指腹从下往上推按穴位，有痛感，左右脚心每日早晚各推按1～3分钟。

▶ **取穴要领**

正坐，跷一足于另一膝上，足掌朝上，用另一手轻握，四指置于足背，弯曲大拇指按压处即是。

太溪穴

▶ **症状**

此穴位名出自《灵枢·本输》，《针灸大成》中称它为吕细。这是一个重要的穴位，《会元针灸学》中说："太溪者，山之谷通于溪，溪通于川。肾藏志而喜静，出太深之溪，以养其大声，故名太溪。"《经穴解》中也说："穴名太溪者，肾为人身之水，自涌泉发源；尚未见动之形，溜于然谷，亦未见动之形，至此而有动脉可见。溪乃水流之处，有动脉则水之形见，故曰太溪。溪者，水之见也；太者，言其渊不测也。"《针灸甲乙经》中说这个穴位"在内踝后跟骨上动脉陷中"，即在足内侧，内踝的后方，当内踝尖与跟腱之间的凹陷处。

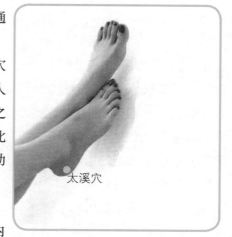

太溪穴

▶ **名称含义**

太，大的意思；溪，溪流的意思。"太溪"的意思是指肾经水液在此形成较大的溪水。此穴内物质是然谷穴传来的冷降之水，到本穴后，冷降水形成了较为宽大的浅溪，因此名"太溪"。

▶ 按摩方法

① 正坐垂足，抬起一只脚放在另一只腿的膝盖上。

② 用另一侧的手轻握脚，四指放在脚腕上，大拇指弯曲，从上往下刮按，有胀痛感（注意，不要用力过度，尤其孕妇更要特别小心用力）。

③ 左右脚上的穴位，每天早晚各刮按1～3分钟。

▶ 取穴要领

正坐，抬一足置于另脚膝盖上。用另一手轻握，四指置放脚腕，弯曲大拇指按压处即是。

足临泣穴

▶ 症状

这是人体的一个重要穴位，古代医书中有很多关于这个穴位的介绍。例如：《针灸甲乙经》云："胸痹心痛，不得息，痛无常处，临泣主之"；《大成》云："乳肿痛，足临泣"；《图翼》云："主治胸满气喘，目眩心痛，缺盆中及腋下马刀疡，痹痛无常"；《医宗金鉴》说它能治"中风手足举动难，麻痛发热，筋拘挛，头风肿痛连腮项，眼赤而疼合头眩"，等等。根据医书上的记载，这个穴位可以治疗头痛、头眩、目涩、身痹、寒热、胸肋支满、喘气、心痛不得、乳肿、腋下肿、手足中风不举、痛麻发热拘挛、筋牵、腿疼、眼肿赤疼、齿痛、耳聋、咽肿、项肿连腮、浮风搔痒、月经不调等疾患。

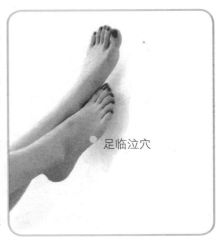

足临泣穴

▶ 名称含义

足，指穴位在足部；临，居高临下的意思；泣，眼泪。"足临泣"指胆经的水湿风气在此化雨冷降。本穴物质为丘墟穴传来的水湿风气，到达本穴后，水湿风气化雨冷降，气血的运行变化就像泪滴从上面滴落一样，所以名"足临泣"。

▶ **按摩方法**

① 抬起右脚跷放在座椅上，伸出右手，大拇指弯曲。用拇指指端、拇指的关节点压足临泣穴。

② 用大拇指的指腹按揉穴位，有酸、胀、痛的感觉。

③ 先左后右，两侧穴位每次按揉1～3分钟。

▶ **取穴要领**

正坐，垂足，将右足置于座椅上，用同一侧手，四指在下，轻握右脚外侧。大拇指对准第四趾、第五趾趾缝尽头。大拇指指腹所在处即是。

足窍阴穴

▶ **症状**

不知你是否有过这样的体验，生气或疲累后，乳房部位会感到疼痛，而且不断咳嗽，严重时，甚至有气都接上不来的感觉。此时，你手足发热，却又出不了汗。并且头痛心烦。在这种情况下，你可以按摩足窍阴穴，能帮助你止痛、定咳、顺气。在古代医书中，关于这个穴位的作用有不少记载，说此穴能够治疗"胁痛不得息、咳而汗出、手足厥冷、烦热、转筋、头痛、喉痹、舌卷干、耳聋、耳鸣、痈疽、胆寒不得卧、梦魇、肘臂不举"等病症。关于这个穴位的位置，据《灵枢·本输》云："足小指次指之端也"；《针灸甲乙经》云："去爪甲如韭叶"；《医学入门》云："足第四指端外侧"。

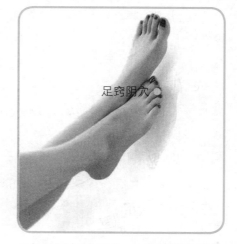

足窍阴穴

▶ 名称含义

足，指穴位在足部；窍，空窍的意思；阴，指穴内物质为阴性水液。"足窍阴"的意思是指胆经经水由此穴回流体内的空窍之处。本穴为胆经与体表经脉的交会点，由于胆经体表经脉的气血物质为地部经水，位于高位，因此循本穴的地部孔隙回流体内，所以名"足窍阴"。因为本穴有地部孔隙连通体内，所以是胆经井穴。在五行中，这个穴位属金。

▶ 按摩方法

① 正坐，垂足，抬起右脚跷放在座椅上，伸出右手，轻轻握住右脚趾，四指在下，大拇指弯曲，用指甲垂直轻轻掐按穴位。

② 用大拇指的指腹按揉穴位，有酸、胀、痛的感觉。

③ 先左后右，两侧穴位每次按揉1～3分钟。

▶ 取穴要领

正坐，垂足，抬右足跷置于座椅上，伸右手，轻握右脚趾，四指在下，弯曲大拇指，用指甲垂直轻轻掐按处即是。

大敦穴

▶ 症状

据中国医典古籍记载，大敦穴对治疗"昏厥、卒疝暴痛、脐腹痛、腹胀、小腹中热、石淋、尿血、小便难、遗尿、遗精、阴肿痛、囊缩、阴挺、崩漏、胁下苦满、眩晕、善寐、目不欲视、卒心痛、太息、哕噫、大便秘结、癫狂、小儿惊风、手足拘急、足肿"等疾患，具有良好的效果。《灵枢·本输》中说这个穴位在"足大指之端及三毛之中也"；《针灸甲乙经》云："去爪甲如韭叶及三毛中"；《针经摘英集》云："在足大指外侧端"；《针灸集成》云："足大指爪甲根后四分，节前"。如

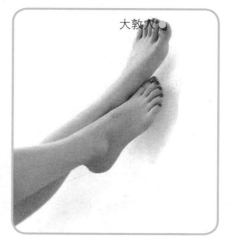

大敦穴

果女性遇到由于疝气引起的阴挺肿痛，男子的阴囊小腹疼痛，只要按压这个穴位，就有很好的止痛、调理和医治作用。

▶ **名称含义**

大敦，大树墩的意思，这里指穴内气血的生发特性。本穴物质为体内肝经外输的温热水液，本穴又是肝经之穴，水液由本穴的地部孔隙外出体表后蒸升扩散，表现出春天般的生发特性，就犹如大树墩在春天生发新枝一样，所以名"大敦"。

▶ **按摩方法**

① 正坐垂足，屈曲左膝，把右脚抬起放在座椅上。

② 用右手轻轻握住左脚的脚趾，四指在下，大拇指在上，大拇指弯曲，用指甲尖垂直掐按穴位，有刺痛的感觉。

③ 先左后右，两侧穴位每天各掐按3～5分钟。

▶ **取穴要领**

正坐垂足，屈曲右膝，抬右足置于椅上，用右手轻握右脚趾，四指在下，弯曲大拇指，以指甲尖垂直掐按的穴位即是。

太冲穴

▶ **症状**

在日常生活中，我们时常都有可能遇到一些脾气暴躁、动不动就大动肝火的人。有的时候，我们自己也会因为某些事情而生气、动怒。中医认为，肝为"将军之官"，主怒。人在生气发怒的时候，体内能量往往走的是肝经的路线。所以，人在生气发怒时，肝也会多多少少受到影响，作为肝经上的穴位，太冲穴就会出现异常现象，例如，有的有压痛感，有的温度或者色泽会发生变化，对外界更加敏感，还有的软组织张力会发生异

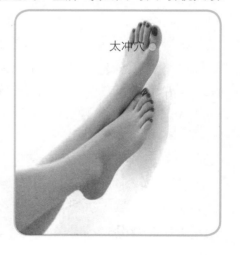

太冲穴

常。所以，脾气不好，经常生气、动怒的人，不妨多按摩一下太冲穴，这个穴位能够有效化解心中的怒气，消除心胸的不适之感。关于这个穴位，据《灵枢·本输》记载，在"行间上二寸陷者之中也"；《针灸甲乙经》云："在足大指本节后二寸。"

▶ 名称含义

太，大的意思；冲，冲射之状；"太冲"的意思是指肝经的水湿风气在此穴位向上冲行。本穴物质为行间穴传来的水湿风气，到达本穴后，因受热胀散，化为急风冲散到穴外，所以名"太冲"，本穴物质为热胀的风气，在本穴为输出之状，所以是肝经俞穴，在五行中属土。

▶ 按摩方法

① 正坐垂足，曲右膝，把脚举起放在座椅上臀前，举起右手，手掌朝下放在脚背上，中指弯曲，中指的指尖所在的部位就是该穴。

② 用食指和中指的指尖从下往上垂直按揉，有胀、酸、痛感。

③ 两侧穴位，先左后右，每次各揉按3～5分钟。

▶ 取穴要领

正坐，垂足，曲右膝，举脚置座椅上，举右手，手掌朝下置于脚背，弯曲中指，中指指尖所在的位置即是。

中封穴

▶ 症状

据《针灸甲乙经》记载："身黄时有微热，不嗜食，膝内廉内踝前痛，少气，身体重，中封主之"；《千金方》云："治失精筋挛，阴缩入腹，相引痛，灸中封五十壮"；《医宗金鉴》云："主治梦泄遗精、阴缩、五淋、不得尿、鼓胀、瘿气"。《圣济总录》中说："中封二穴，金也，在足内踝前一寸，仰足取之陷中，伸足乃得之，足厥阴脉之所行

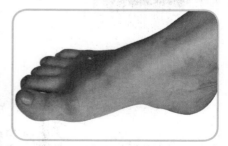

也，为经，治疟，色苍苍振寒，少腹肿，食快快绕脐痛，足逆冷不嗜食，

身体不仁，寒疝引腰中痛，或身微热，针入四分，留七呼，可灸三壮。"可见，这个穴位能够有效医治各种男科疾病。

▶ **名称含义**

中，正中的意思；封，封堵的意思；"中封"的意思是指肝经风气在此穴位势弱缓行，并化为凉性水气。本穴物质为太冲穴传来的急劲风气，由于本穴位处足背的转折处，急劲风气行至本穴后，因经脉通道弯曲而受挫，急行风气变得缓行势弱，就像被封堵住了一样，所以名"中封"。

▶ **按摩要点**

① 正坐，把右脚放在左腿上，左手掌从腿后跟处握住，四指放在腿后跟，大拇指位于脚内踝外侧，大拇指所在的位置就是这个穴位。

② 用大拇指的指腹按揉这个穴位，有酸、胀、痛的感觉。

③ 两侧穴位，先左后右，每次大约按揉3—5分钟。

▶ **取穴要领**

正坐，将右脚置于左腿上，左手掌从脚后跟处握住，四指在脚后跟，拇指位于足内踝前，拇指的位置即是。

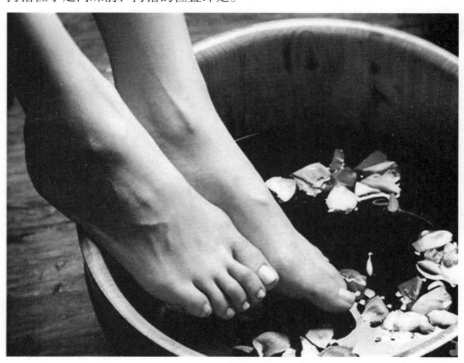

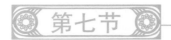

第七节

足部奇穴分布

失眠

位置：足跟部正中点。

适用症：失眠。脚底痛。

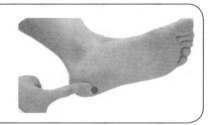

女膝

位置：脚后跟上赤白肉际处。

适用症：惊悸，癫狂，牙槽风，霍乱转筋。

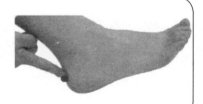

1号穴

位置：足底后缘中点上1寸。

适用症：感冒。头痛，上颌窦炎，鼻炎。

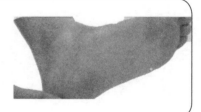

里内庭

位置：在足底第二、三趾趾缝之间，与内庭相对。

适用症：足趾疼痛，小儿惊风，消化不良，癫痫，急性胃痛。

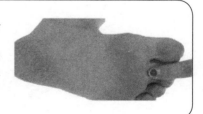

2号穴

位置：足底后缘中点直上3寸，内旁
开1寸。

适用症：三叉神经痛。

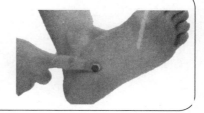

3号穴

位置：足底后缘中点直上3寸。

适用症：神经衰弱，失眠，低血压，
昏迷。

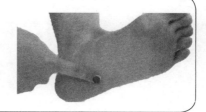

4号穴

位置：足底后缘中点直上3寸，外旁
开1寸。

适用症：适用症：胁间神经痛，胸
痛，胸闷。

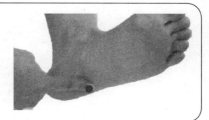

5号穴

位置：足底后缘中点直上4寸，外旁开1.5寸。

适用症：坐骨神经痛，阑尾炎，胸痛。

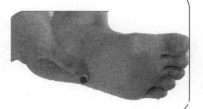

6号穴

位置：足底后缘中点直上5寸，内旁开1寸。

适用症：痢疾，肠炎，溃疡病。

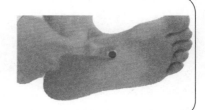

7号穴

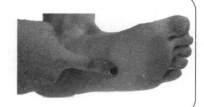

位置：足底后缘中点直上5寸。

适用症：哮喘，大脑发育不全。

8号穴

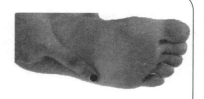

位置：足底后缘中点直上5寸。向外旁开1寸。

适用症：神经衰弱，癫痫，神经官能症。

9号穴

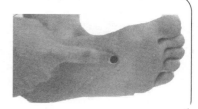

位置：拇趾与第2趾间直后4寸。

适用症：肠炎，痢疾，子宫颈炎，子宫内膜炎。

10号穴

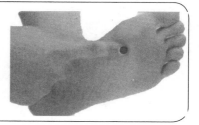

位置：涌泉穴内旁开1寸。

适用症：急慢性胃肠炎，胃痉挛，腹痛。

11号穴

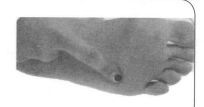

位置：涌泉穴外旁开2寸。

适用症：肩痛，荨麻疹，坐骨神经痛。

12号穴

位置：拇趾与第2趾趾蹼间直后1寸。

适用症：牙痛。

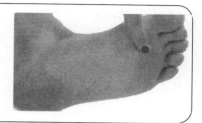

13号穴

位置：小趾跖趾关节横纹中点直后1寸。

适用症：牙痛。

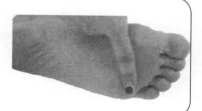

14号穴

位置：小趾跖趾关节横纹中点。

适用症：尿频，遗尿。

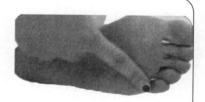

再生

位置：3号穴下0.5寸。

适用症：脑部恶性肿瘤，鼻血，鼻塞。

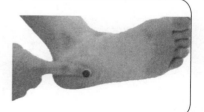

头区

位置：3号穴上0.5寸。

适用症：头痛，失眠。

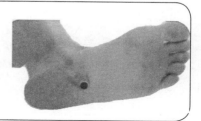

目区

位置：2号穴上0.5寸。

适用症：目赤肿痛。

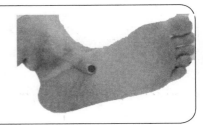

耳区

位置：4号穴上0.5寸。

适用症：耳病。

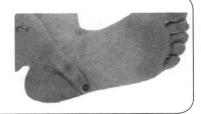

大肠区

位置：然谷穴下方1寸处。

适用症：腹痛，泄泻。阑尾炎。急性胃痛。

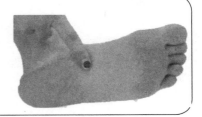

小肠区

位置：胃区点外旁开1寸。

适用症：腹痛，腹泻，阑尾炎，尿闭。

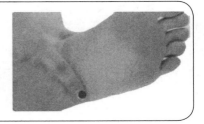

胃区

位置：大肠区点外旁开1寸。

适用症：癫狂症，急性胃痛，腹痛，泄泻，阑尾炎、牙痛。

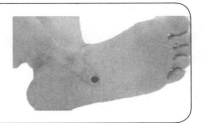

脾区

位置：大肠区点上1寸。

适用症：疝痛，小儿惊风，中风不语，急性胃痛，遗精，中风不语。

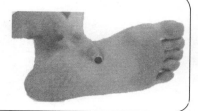

心包区

位置：胃区点上1寸。

适用症：癫狂症，失眠。

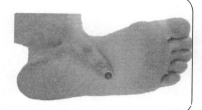

肺区

位置：脾区点上1寸。

适用症：癫狂症，失眠。

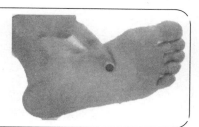

三焦区

位置：小肠区点上1寸。

适用症：咳嗽，胸痛，癃闭，耳鸣。

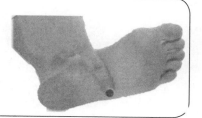

心区

位置：心包区点上1寸。

适用症：高血压，癫狂症、高热昏迷，中风不语，遗精，失眠。

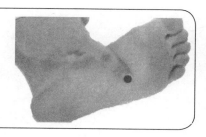

平痛

位置：11号穴内旁开1寸。

适用症：腰痛，急慢性肠胃炎，痛经。

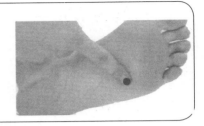

肝区

位置：肺区点上1寸。

适用症：疝痛，睾丸痛（炎），高血压。癫狂症，高热昏迷，小儿惊风，中风不语，遗精，头痛，目赤肿痛。

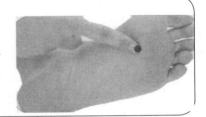

膀胱区

位置：11号穴下0.5寸。

适用症：癃闭，鼻血，鼻塞，耳鸣。

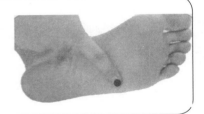

肾区

位置：1足心包点上1.5寸。

适用症：疝痛，睾丸炎，高血压，高热昏迷，小儿惊风，中风不语，咳嗽，胁痛，小便癃闭，遗精，牙痛，头痛，目赤肿痛。

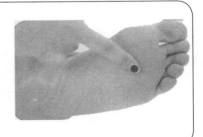

胆区

位置：11号穴上0.5寸。

适用症：高血压，高热昏迷，小儿惊风。咳嗽，肋痛。耳鸣。

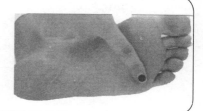

癌根1

位置：足底部第一跖趾关节向内过白肉际一横指，屈踇肌腱外侧。

适用症：食道癌，胃癌，肝癌，淋巴转移癌，慢粒性白血病。

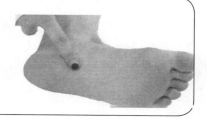

癌根2

位置：足底部跖趾关节（踇趾下）向后、向内过赤白肉际各一横指处。

适用症：食道癌，直肠癌。宫颈癌，淋巴转移癌。

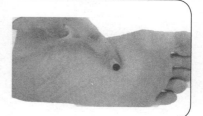

炉底三针

位置：足底侧，由外踝高点与跟腱之间点引线与足底正中线之交点前1.5寸一穴，左右旁开0.5寸各一穴，计3穴。

适用症：高烧，头痛，耳鸣.胃痛，肝脾痛，便秘，臌肠，肠炎，痢疾，腹水，乳腺炎，瘫痪。

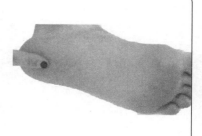

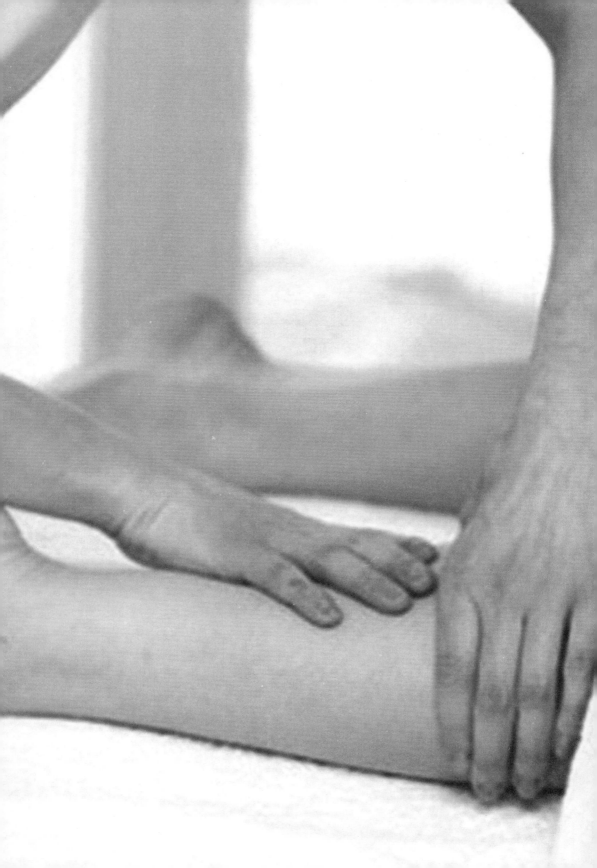

第二章

外科疾病的足疗法

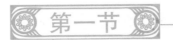

第一节 急性乳腺炎

症状

多发生于初产妇，多为葡萄球菌感染，因乳管阻塞、乳汁淤积，细菌直接侵入所致，或细菌自乳头或乳晕的皲裂处侵入乳管并沿淋巴引流导管乳腺小叶感染。患者侧乳房红肿、热、痛，可触及结块；同侧腋窝淋巴结肿大、疼痛，全身不适。

按摩取穴

▶ 经穴：涌泉、太冲、行间、地五会、足临泣、侠溪

▶ 奇穴：炉底三针

穴位及反射区

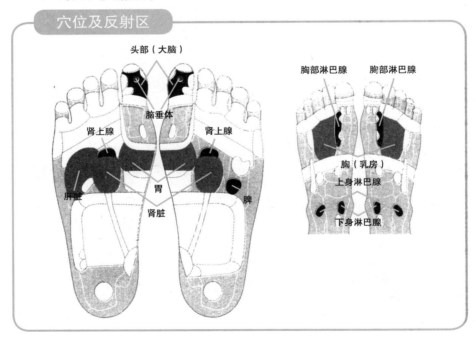

反射区

头部（大脑）、脑垂体、胸（乳房）、肝脏、肾上腺、肾脏、脾、胃、胸部淋巴腺、上身淋巴腺、下身淋巴腺

足部按摩方法

1. 重点揉足底炉底三针区.点按涌泉、太冲、行间、侠溪、地五会、足临泣等穴，各1～3分钟，可熏灸。

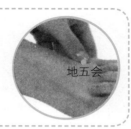

地五会

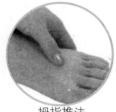

拇指推法

2. 持续用拇指指端点法、食指指间关节点法、拇指关节刮法、按法、食指关节刮法、双指关节刮法、拳刮法、拇指推法、擦法、拍法等用于相应反射区，各操作3～5分钟，以局部酸胀为佳。

3. 擦足心正中线。

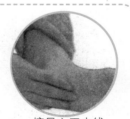

擦足心正中线

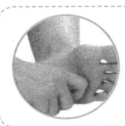

4. 按摩时用力宜深透，敏感穴区重复操作.亦可用全息脚底上的敏感点施治。

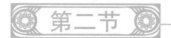

第二节
精索静脉曲张

症状

精索静脉曲张是指精索蔓状静脉丝状扩张、弯曲、伸长等，多见于20～30岁的成人，症状主要是阴囊下坠、左侧睾丸痛和局部肿物。青壮年性功能较旺盛，阴囊内容物血液供应旺盛。所以有些精索静脉曲张可随年龄增长而逐渐消失。另外，长久站立，增加腹压也是发病因素。

按摩取穴

▶ 经穴：大敦、行间、太冲、中封、丘墟、太溪、然谷、涌泉、三阴交。

穴位及反射区

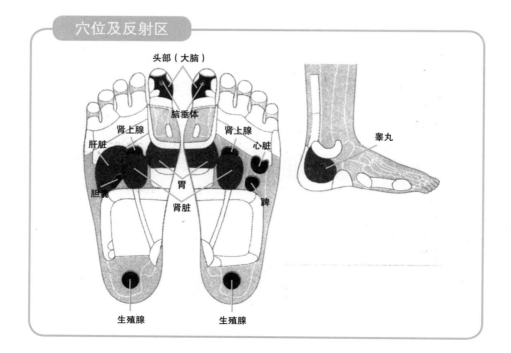

反射区

头部（大脑）、脑垂体、生殖腺、睾丸、肾脏、肾上腺、脾、胃、肝脏、胆囊、心脏

足部按摩方法

1. 按揉大敦、行间、太冲、中封、丘墟、太溪、然谷、涌泉、三阴交等穴，各1～3分钟。

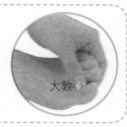

大敦

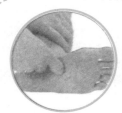

食指间关节点法

2. 持续用拇指指端点法、食指指间关节点法、拇指关节刮法、按法、食指关节刮法、双指关节刮法、拳刮法、拇指推法、擦法、拍法等用于相应反射区，各操作3～5分钟，以局部酸胀为佳。

3. 可在全息诊查的脚底部敏感点按压。

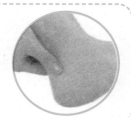

日 常 保 健

1. 避免久站、久立，增加下肢的负重。

2. 轻度静脉曲张症状不太明显的患者，可以长期用弹性绷带裹住小腿，防止它严重发展。

3. 可以配合按摩、红外线等物理疗法，这些物理疗法能够促进血液循环，帮助血液回流，减少静脉压力。

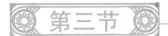

血栓闭塞

症状

该病是中、小动脉的慢性闭塞性疾患，多见于20～40岁的男性病人。常由一侧下肢开始，皮肤苍白或发紫，间歇性跛行，晚期肢端皮肤发黑、坏死、溃烂而脱落。肢体特别是足趾发凉、怕冷、麻木和感觉异常是常见的早期症状，疼痛是本病的主要症状。

按摩取穴

▶ 经穴：太冲、行间、解溪、三阴交、仆参、金门、丘墟、涌泉

穴位及反射区

头部（大脑）

脑垂体

肾上腺　　　肾上腺

肝脏　　　　　　　　　　　心脏

胃

肾脏　　　　脾

反射区

头部（大脑）、脑垂体、肾上腺、肾脏、心脏、脾、胃、肝脏

足部按摩方法

1. 点揉太冲、行间、解溪、三阴交、仆参、金门、丘墟、涌泉等穴，各1～2分钟。

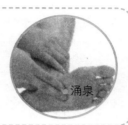
涌泉

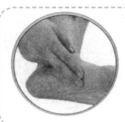

2. 可运用推擦手法按摩相应反射区，注意远程足趾，可加用捻掐摇拔等手法。

3. 在按摩前要用热水浴足并达到一定时间。每次操作要达到肢体温热，随后的按摩要达到肢体温热的程度。

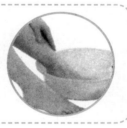

日 常 保 健

1. 避免寒冷刺激，冬季宜穿长筒棉套，使患肢保暖。

2. 注意卫生，患肢要常用温水或肥皂清洗。经常修剪趾（指）甲，特别要去除积于趾间的污垢。

3. 除有严重组织坏死、剧烈疼痛的症状外，病人均应下床活动，以不感疲劳为宜。

4. 饮食宜清淡而富有营养，多进瘦肉、豆制品、新鲜蔬菜、水果等。

5. 保持心情愉快、情绪乐观，增强战胜疾病的信心，积极主动地配合治疗，避免精神刺激和忧愁思虑。

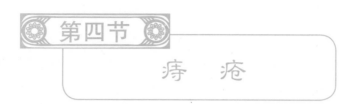

第四节

痔　疮

症状

痔疮是指直肠下端黏膜下和肛管皮肤下静脉扩大和曲张所形成的静脉团。位于肛门周围（齿线以下）称外痔，一枚或数枚，质硬而坚，时痒时痛；位于肛门内（齿线以上）则称内痔，经常可见到便后出血的症状。

按摩取穴

▶ 经穴：商丘、内庭、蠡沟

穴位及反射区

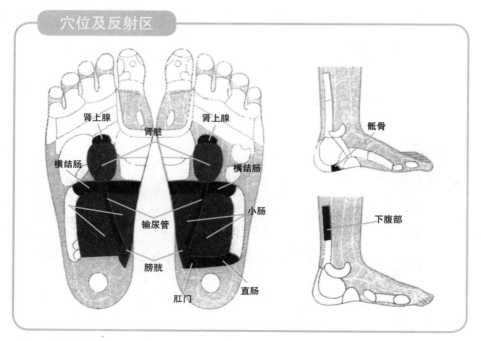

肾上腺　　肾上腺

肾脏

横结肠　　横结肠

小肠

输尿管

膀胱

肛门　　直肠

骶骨

下腹部

反射区

肾上腺、肾脏、肛门、直肠、输尿管、膀胱、下腹部、小肠、横结肠、骶骨。

足部按摩方法

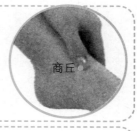

1. 点按商丘、内庭、蠡沟等穴，各1～3分钟。

商丘

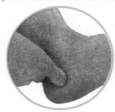

食指指间关节点法

2. 持续用拇指指端点法、食指指间关节点法、拇指关节刮法、按法、食指关节刮法、双指关节刮法、拳刮法、拇指推法、擦法、拍法等用于相应反射区，各操作3～5分钟，以局部酸胀为佳。

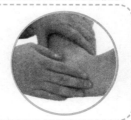

3. 擦足心，踩足底。

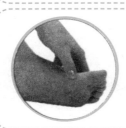

4. 按摩手法宜持续，患者可取俯卧位或坐位。

日常保健

1. 禁食酒类、辛辣等刺激性强的食物，多吃蔬菜水果，养成每天排便的习惯，排便后要用水清洗肛门。

2. 养成有规律的生活习惯，避免熬夜。

3. 如果大便带血，请立即到医院肛肠科就诊，以免延误病情。

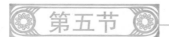

第五节 颈椎病

症状

临床上以混合型最为多见，常表现为头晕、头痛、耳鸣、目眩、失眠、肌肉萎缩、颈项疼痛，并向肩一侧或两侧上肢扩散，手指麻木无力。严重者，还可出现晕厥、瘫痪等。容易发生颈椎病的部位依次为颈椎5～6节及6～7节之间。

按摩取穴

▶ 经穴：昆仑、太冲、京骨、束骨、足通谷

▶ 奇穴：8号穴、11号穴

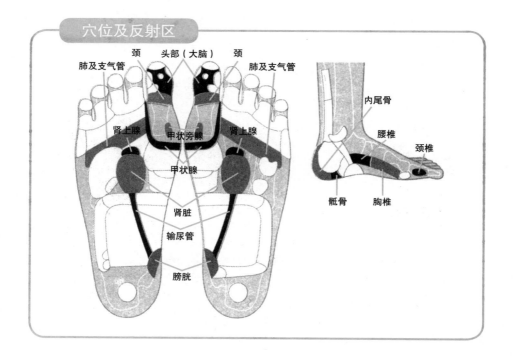

穴位及反射区

反射区

大脑、肾脏、颈椎、颈、输尿管、膀胱、肺及支气管、胸椎、腰椎、骶骨、内尾骨、甲状旁腺、甲状腺、肾上腺

足部按摩方法

1. 点揉昆仑、太冲、京骨、束骨、足通谷等穴，各2～3分钟。

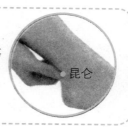

昆仑

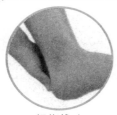

拇指推法

2. 用拇指指端点法、食指指间关节点法、拇指关节刮法、按法、食指关节刮法、双指关节刮法、拳刮法、拇指推法、擦法、拍法等手法作用于相应反射区，各操作3～5分钟，以局部酸痛为佳。

3. 捻揉摇拔各趾，特别是大小趾跖趾关节。

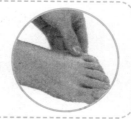

日 常 保 健

1. 选择枕头很重要。枕头的中央应该稍凹，高度为10～15厘米，颈部应枕在枕头上，不能悬空，使头部保持后仰，习惯侧卧位者，应该枕头与肩同齐。

2. 在洗脸、刷牙、饮水、写字时，要避免头部过伸、过屈活动。

3. 在乘车路面不平时更要小心。

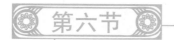

第六节

滑囊炎

症状

滑囊位于关节附近的骨突与肌腱或肌肉及皮肤之间。滑囊炎大多由外伤引起，故又称创伤性滑囊炎。主要表现为滑囊积液及疼痛。好发于肩峰、膝关节、跟腱等部位。常因摩擦、加压而出现疼痛加重，休息后多能自行缓解。

按摩取穴

▶ 经穴：复溜、太溪、金门、申脉、仆参、解溪、束骨、丘墟、中封

穴位及反射区

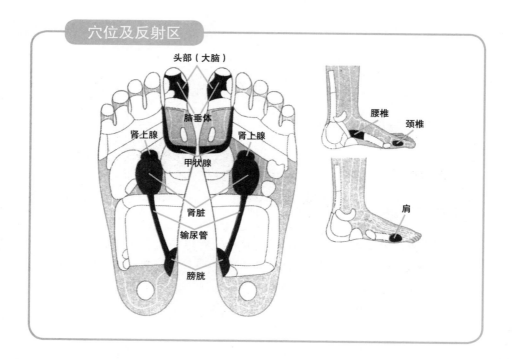

穴位及反射区

反射区

大脑、脑垂体、肾上腺、肾脏、甲状腺、肩、腰椎、颈椎、膀胱、输尿管。

足部按摩方法

1. 选择点按金门、复溜、束骨、太溪、丘墟、中封、申脉、仆参、解溪等穴，各1~2分钟。

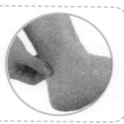

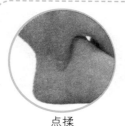
点揉

2. 认真以按诊诊查脚底，在相应的部位寻找病症的对应点，给以重手法点揉。

3. 脚底反应区可选对应发病部位的相应节段摩推，如肩峰发病可调整反应区、肩区等。

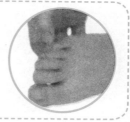

日 常 保 健

1. 注意卫生。养成劳作后洗手的好习惯。

2. 休息是减轻疼痛的首要方法，所以应使关节得到充分的休息。

3. 如果关节摸起来很痛，可以用冰敷的方法，以十分钟冰敷，十分钟休息的方法交替进行。

4. 如果疼痛的部位位于手肘和肩膀，建议将手臂自由地摆动，以缓解疼痛。

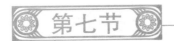

第七节

肩背膜炎

症状

发生于肩背部肌肉、筋膜等组织的一种非特异性炎症疾病，属于纤维质炎的一种。因有肩背和颈部的症状，易与颈椎病相混。患者自觉肩背部酸痛，肌肉僵硬发板，有沉重感，或两臂沉重无力。常于晨起、劳累后或天气变化时症状加重。

按摩取穴

▶ 经穴：昆仑、地五会、照海、束骨、丘墟、太白

▶ 奇穴：11号穴

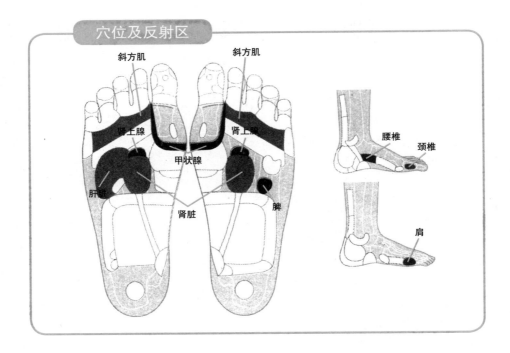

穴位及反射区

斜方肌　　斜方肌

肾上腺　　肾上腺

甲状腺

肝脏　　　脾

肾脏

腰椎　颈椎

肩

反射区

肾上腺、肾脏、甲状腺、肩、斜方肌、腰椎、颈椎、肝脏、脾

足部按摩方法

1. 点按昆仑、地五会、照海、束骨、丘墟、太白、11号穴，各2～3分钟。

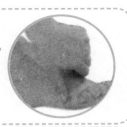

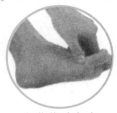

拇指指端点法

2. 用拇指指端点法、食指指间关节点法、拇指、食指、双指关节刮法、拳刮法、拇指推法、擦法、拍法等手法作用于相应反射区，各操作3～5分钟，以局部酸痛为佳。推足心及足底内外侧缘。

3. 按摩前患者应事先做好放松肩背的活动。

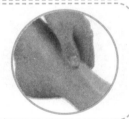

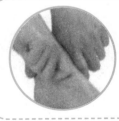

4. 按摩手法宜深透有力，注意患部局部保湿及休息。

日 常 保 健

　　注意不要长时间地低头工作，如果难以避免，那么在低头20分钟或30分钟后，一定要起身活动，挺胸抬头，伸臂摆动，或者上下左右转动头部，或者双手叉腰，向后仰身。

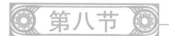

第八节

肩周炎

症状

肩周炎是指肩关节囊及其周围软组织的一种退行性、炎症性病变。常于50岁左右发病，故又有"五十肩"之称，肩部长期受凉、过度劳累、慢性劳损是其发病的主要原因。早期以肩部疼痛为主，常常表现为日轻夜重，后其以功能障碍多见。

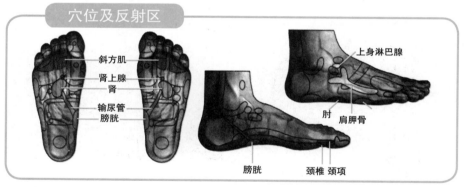

穴位及反射区

斜方肌
肾上腺
肾
输尿管
膀胱

上身淋巴腺
肘　肩胛骨
膀胱　颈椎　颈项

足部按摩方法

点按肾、肾上腺反射区各2分钟。从足趾向足跟方向推按输尿管，点按膀胱反射区各2分钟。钳动颈项、颈椎，点按上身淋巴腺反射区各2分钟。横向刮动斜方肌反射区1分钟。从前向后推按肩胛骨、肩、肘反射区各1分钟。每日按摩2次。取双足，可由他人按摩，也可自己按摩。7日为1个疗程。

日常保健

注意保暖防冷，切勿露卧当风受凉，天热避免久吹风扇、空调。忌食生冷、寒凉食物。治疗的同时配合功能锻炼，要求持之以恒，循序渐进。

第九节

网球肘

症状

网球肘又称肱骨外上髁炎，是一种慢性劳损性疾病，多发于中年。患者肘后外侧酸痛，前臂旋转、提拉时疼痛更甚，并向手腕方向放散，提拿重物时感觉无力。

穴位及反射区

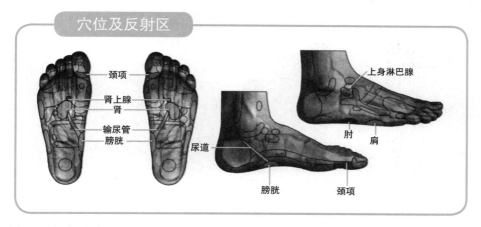

足部按摩方法

点按肾、肾上腺反射区各2分钟。从足趾向足跟方向推按输尿管，点按膀胱，拇指推掌法推尿道反射区各2分钟。推动颈项，点按上身淋巴腺反射区各2分钟。从前向后推按肩、肘反射区各1分钟。每日按摩2次。取双足，可由他人按摩，也可自己按摩。7日为1个疗程。

日常保健

注意运动的正确姿势，注意休息。治疗的同时配合功能锻炼，要求持之以恒，循序渐进。

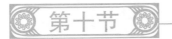

第十节

坐骨神经痛

症状

坐骨神经痛可分为继发性和原发性两种。继发性者是由于邻近病变组织的压迫或刺激所引起，起病急骤，痛从腰、臀或髋部开始，向下沿大腿内侧、小腿外侧和足背扩散，除疼痛外，小腿外侧和足背处有针刺、发麻等感觉。

穴位及反射区

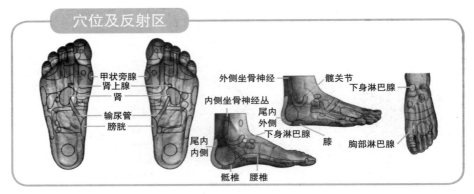

足部按摩方法

点按肾、肾上腺反射区各2分钟。从足趾向足跟方向推按输尿管，点按膀胱反射区各2分钟。由下向上推内、外侧坐骨神经反射区各2分钟。捏按下身淋巴腺、胸部淋巴腺、甲状旁腺反射区各1分钟。从前向后推按腰椎、骶椎、膝，捏按内、外侧髋关节反射区各1分钟。刮动内、外侧尾骨反射区各1分钟。每日按摩2次。取双足，可由他人按摩，也可自己按摩。7日为1个疗程。

日常保健

注意休息，积极治疗原发病。保持局部不受寒冷的侵袭。

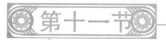

第十一节

腰椎间盘突出症

症状

腰椎间盘突出症是一种以腰、臀、腿痛为主要症状的、较为常见的脊柱伤病，常因早期的失治或治疗不当，而造成椎间盘纤维环破裂、髓核突出加重，引起严重的腰臀腿痛或下肢坐骨神经痛，给患者带来极大的痛苦。常见诱发因素有：剧烈咳嗽、便秘时用力排便等、姿势不当、突然负重、腰部外伤等。

穴位及反射区

肾上腺
肾
腹腔神经丛
输尿管
膀胱

外侧坐骨神经
内侧坐骨神经
尾骨外侧
髋关节
下身淋巴腺

髋关节
上身淋巴腺

尾骨内侧
尿道

膝

骶椎 膀胱腰椎 甲状旁腺

日常保健

注意平时的站姿、坐姿、劳动的姿势以及睡姿的合理性，纠正不良姿势和习惯。加强锻炼，增强体质，尤其加强腰背肌的功能锻炼。注意保暖。

第十二节

腿肚抽筋

症状

腿肚抽筋多见于中老年人、运动员和重体力劳动者，尤以女性居多。中老年人由于各脏腑功能的减退、局部血液循环差、因而受到寒冷刺激后，造成肌肉组织功能改变而发生痉挛。主要表现为小腿肚突然发生抽筋疼痛，下肢不能伸直。在痉挛处可摸到一条硬结，轻者数分钟即可缓解，重者需送医院处理。

穴位及反射区

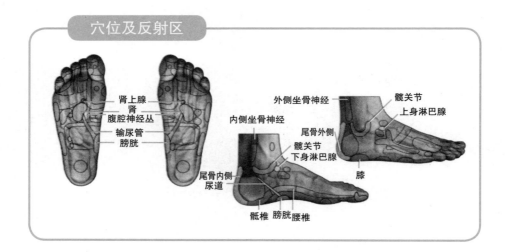

肾上腺
肾
腹腔神经丛
输尿管
膀胱

外侧坐骨神经
髋关节
内侧坐骨神经
上身淋巴腺
尾骨外侧
髋关节
下身淋巴腺
尾骨内侧
尿道
膝
骶椎　膀胱　腰椎

日常保健

平时生活起居安定，合理安排饮食时间，注意饮食卫生。精神放松，保持平稳的心态，劳逸结合，适当进行体育锻炼。

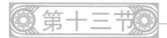

急性腰扭伤

症状

急性腰扭伤是腰部损伤中最常见的一种，多发生在弯腰提起或搬运、移动重物时，因姿势不对而受挫，伤及腰部。也有因直接外力撞击所致。临床表现为有明显的外伤史，受伤的腰部一侧或两侧烈疼痛，活动不便，尤其是腰部不能挺直，屈伸困难，严重者坐、卧、翻身都有困难，连咳嗽、深呼吸都感到疼痛加剧。

穴位及反射区

内侧坐骨神经
外侧坐骨神经
肋骨
肾上腺
肾
腹腔神经丛
输尿管
膀胱
膝关节
尾骨内侧
尿道
髋关节
尾骨外侧
肋骨
骶椎 膀胱 腰椎

日 常 保 健

注意休息，积极治疗原发病，保持局部不受寒冷的侵袭。

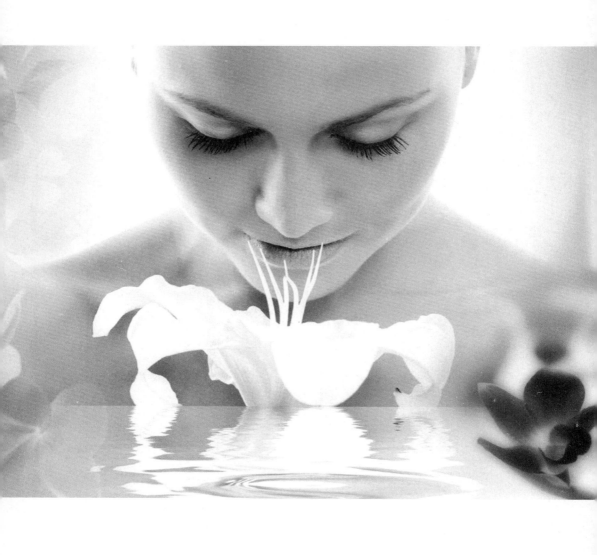

第三章 消化系统疾病的足疗法

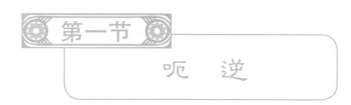

第一节

呃 逆

症状

呃逆亦称膈肌痉挛，是由于迷走神经和膈神经受到刺激后，使膈肌产生间歇性的收缩运劲所致。以气逆上冲，呃声频频短促，使人不能自主为典型表现。难治性呃逆可使患者十分难受，常提示膈肌周围有病变。

按摩取穴

▶ 经穴：涌泉、大都、冲阳、太白、公孙、足窍阴

▶ 奇穴：10号穴、19号穴、27号穴

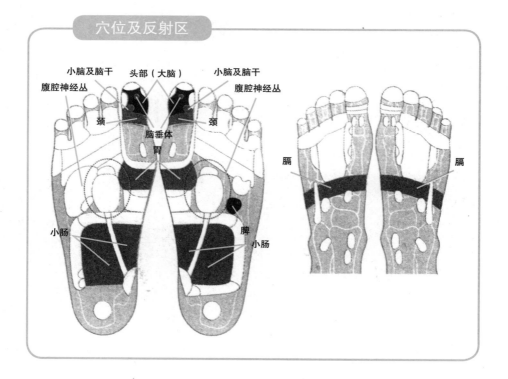

小脑及脑干　头部（大脑）　小脑及脑干
腹腔神经丛　　　　　腹腔神经丛
颈　　　　　颈
脑垂体
胃
膈　　　　　膈
小肠　　　　　脾
小肠

反射区

头部（大脑）、小脑及脑干、脑垂体、膈、脾、胃、小肠、颈、腹腔神经丛。

足部按摩方法

1. 掐点足窍阴2分钟，点揉涌泉、大都、冲阳、太白、公孙、10号穴、19号穴、27号穴，各1～2分钟。

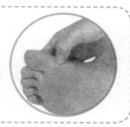

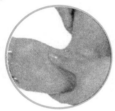

拇指推法

2. 用拇指指端点法、食指指间关节点法、按法、双指关节刮法、拳刮法、拇指推法、擦法、拍法等作用于相应反射区，各操作3～5分钟，以局部酸痛为佳，横膈膜、胃、腹可延长操作时间。

3. 在一、二跖骨与二、三跖骨足底缝隙中深推，推擦足底内侧。

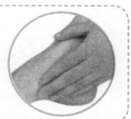

日常保健

1. 培养良好的饮食习惯，避免暴饮暴食，按摩期间禁食冷饮及酸、辣等刺激性食物。

2. 要注意保暖，避免寒凉的刺激。

3. 按摩治疗本病时，应采用较重手法，但不可太用力，要由轻到重，让患者可以忍受。

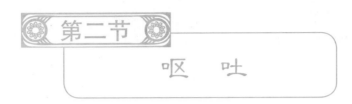

第二节

呕　吐

症状

　　神经性呕吐多由于疾病或创伤刺激呕吐中枢所引起。常见于脑震荡、晕车船、颅内占位性病变高血压、美尼尔氏综合征等疾患。亦可因酒醉后反复呕吐，或因为减肥等长期不正常进食而厌食所造成。在临床上尚无有效的治疗方法。

按摩取穴

▶ 经穴：大都、公孙、太白、冲阳

▶ 奇穴：8号穴、10号穴、19号穴

穴位及反射区

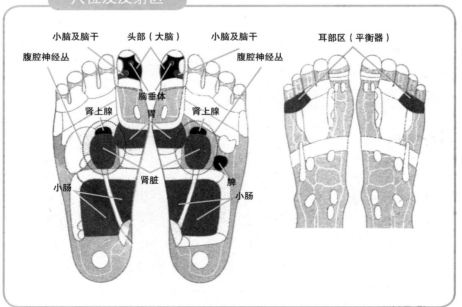

反射区

头部（大脑）、脑垂体、小脑及脑干、肾上腺、肾脏、脾、胃、小肠、腹腔神经丛、耳部区（平衡器）

足部按摩方法

1. 重手法点揉冲阳、大都、公孙、太白穴、8号穴、10号穴、19号穴，各2分钟。

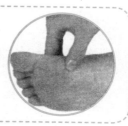

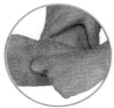

食指指间关节点法

2. 用拇指指端点法、食指指间关节点法、拇指关节刮法、按法、食指关节刮法、双指关节刮法、拳刮法、拇指推法、擦法、拍法等手法作用于相应反射区，各操作3～5分钟，以局部酸痛为佳。

3. 重擦足底内外侧缘，足中线。

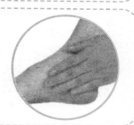

日常保健

1. 呕吐时，家长应立即将小儿的头侧向一旁，以免呕吐物吸入气管造成吸入性肺炎。

2. 患儿呕吐时不要随便用药，也不要随意晃动。

3. 注意饮食调节，平时饮食要注意定时定量，多服各种维生素和蛋白质，少摄取脂肪，哺乳前后要逐渐增加饮食。

4. 严重呕吐会导致体液失衡，代谢紊乱，可配合静脉输液。

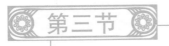

腹 泻

症状

腹泻是一种胃肠疾病的常见症状，临床症状主要表现为排便次数增多，便质稀薄，水样或带有脓血，可兼见腹鸣、腹痛、食少、神疲及脱水症状等。小儿严重腹泻必须进入医院输液治疗，及时纠正脱水症状，否则会有生命危险。

按摩取穴

▶ 经穴：内庭、大都、公孙、隐白、太白、商丘

▶ 奇穴：6号穴、9号穴、10号穴、19号穴、27号穴

穴位及反射区

腹腔神经丛　头部（大脑）　腹腔神经丛

脑垂体

胃

肝脏　　　　　　　　　　　　脾
横结肠　　　　　　　　　　横结肠
小肠　　　　　十二指肠　　小肠
升结肠

上身淋巴腺

下身淋巴腺

降结肠

直肠

反射区

头部（大脑）、脑垂体、肝脏、脾、胃、直肠、降结肠、横结肠、升结肠、腹腔神经丛、十二指肠、小肠、上身淋巴腺、下身淋巴腺

足部按摩方法

1. 按揉内庭、大都、公孙、隐白、太白、商丘、6号穴、9号穴、19号穴、27号穴、10号穴等穴，各1～2分钟。

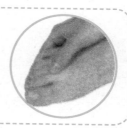

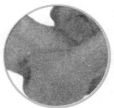

拇指关节刮法

2. 用拇指指端点法、食指指间关节点法、拇指关节刮法、按法、食指关节刮法、双指关节刮法、拳刮法、拇指推法、擦法、拍法等手法作用于相应反射区，各操作3～5分钟，以局部酸痛为佳。

3. 擦足底正中线及内外踝等部位。

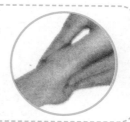

日 常 保 健

1. 在按摩过程中要注意保养，摄取食物要定时、定量，不吃不洁的食物。注意保护腹部，不要着凉。

2. 本病按摩治疗有效，但不排除其他疗法，特别是有感染因素的病症，可同时服用抗生素等类药物治疗，如出现脱水或中毒，应及时静脉输液治疗。

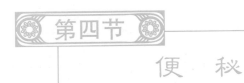

第四节

便　秘

症状

便秘属于大肠传导功能失常，粪便不能及时排出所形成的症状。表现为大便闭结不通，排便间隔时间延长，或虽有便意但排便困难。在长期紧张工作、用脑过度的人及老年人中易出现。对长期便秘者进行身体检查，可见其直肠及肛门附近有粪石存在。

按摩取穴

▶ 经穴：解溪、太白、涌泉、大钟、三阴交、内庭、大都、商丘

▶ 奇穴：炉底三针

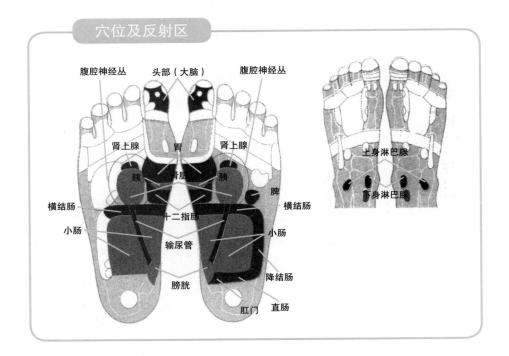

穴位及反射区

反射区

头部（大脑）、肾上腺、肾脏、输尿管、膀胱、胃、十二指肠、小肠、直肠、肛门、腹腔神经丛、横结肠、降结肠、脾、胰、上身淋巴腺、下身淋巴腺.

足部按摩方法

1. 点按揉足部足底涌泉穴2分钟；点按解溪、太白、内庭、大都、商丘、大钟、三阴交、炉底三针各1～2分钟。

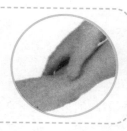

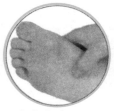

拇指指端点法

2. 用拇指指端点法、食指指间关节点法、拇指关节刮法、按法、食指关节刮法、双指关节刮法、拳刮法、拇指推法、擦法、拍法等手法作用于相应反射区，各操作3～5分钟，以局部酸痛为佳。

3. 擦足心，拔摇各趾。

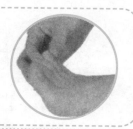

日常保健

1. 饮食结构不合理。偏爱吃蛋白质含量高和辛辣的食物，高蛋白食物在肠道中运行的速度缓慢，并且能滋生很多有害物质。

2. 年老体弱。老年人体质下降，胃肠运动能力同样下降，加上肛周肌肉力量下降，因此老年人大多数便秘。

3. 过度消瘦的女性。女孩子为了苗条，对油脂退避三舍，殊不知适量的脂肪摄入对身体是很必要的，如果脂肪摄入量过少就会导致大便干燥。

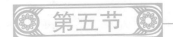

第五节

消化不良

症状

消化不良是由于外感病邪或食物因素及饮食过度影响肠胃的消化功能而引起的。消化不良通常表现为断断续续地有上腹部不适或疼痛、饱胀、烧心、嗳气、腹泻等现象发生。本症患者常因胸闷、早饱感、肚子胀等不适而不愿进食或尽量少进食，夜里也不易安睡，睡后常有噩梦。

按摩取穴

▶ 经穴：内庭、解溪、公孙、商丘、冲阳、大都、太白

▶ 奇穴：里内庭、6号穴

穴位及反射区

头部（大脑）

胃

肾上腺　　　　肾上腺

肝脏

胆囊　　　甲状腺

横结肠　　　肾脏　　　脾

小肠　　　　　　　横结

升结肠　　十二指肠　小肠

降结肠

上身淋巴腺

下身淋巴腺

反射区

头部（大脑）、肾上腺、肾脏、胃、小肠、十二指肠、降结肠、横结肠、升结肠、肝脏、胆囊、脾、甲状腺、上身淋巴腺、下身淋巴腺

足部按摩方法

1. 点揉内庭、解溪、公孙、揉商丘、冲阳、大都、太白、里内庭、6号穴、各1～2分钟。

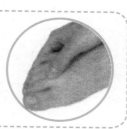

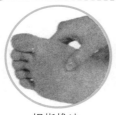

拇指推法

2. 用拇指指端点法、食指指间关节点法、拇指关节刮法、按法、食指关节刮法、双指关节刮法、拳刮法、拇指推法、擦法、拍法等手法作用于相应反射区，各操作3～5分钟，以局部酸痛为佳。

3. 擦足底正中线。

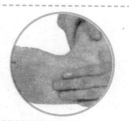

日 常 保 健

1. 按摩儿童时手法应该轻重相宜，不要让孩子觉得不舒服。

2. 每天按摩5～10分钟即可，坚持三个月以上效果较好。

3. 按摩儿童时室内温度应该在22℃以上，避免孩子着凉。

4. 本手法不宜在空腹时或饭后进行。

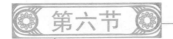

第六节

慢性胃炎

症状

慢性胃炎是由于长期受到伤害性刺激、反复摩擦损伤、饮食无规律、情绪不佳等引起的一种胃黏膜炎性病变。此病病程较长，症状持续或反复发作，通常表现为食欲减退，上腹部不适或隐痛，嗳气、吞酸、口苦、便秘、恶心、呕吐等。

按摩取穴

▶ 经穴：内庭、大都、太白、公孙、解溪、隐白

▶ 奇穴：平痛、6号穴、10号穴、19号穴

穴位及反射区

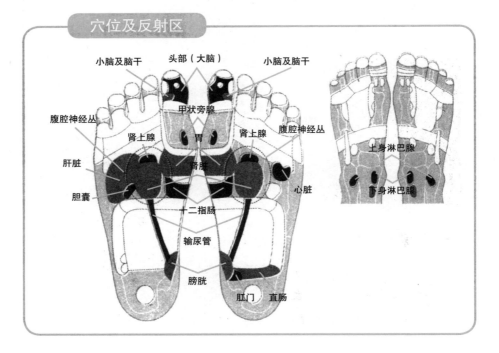

反射区

头部（大脑）、小脑及脑干、肾上腺、肾脏、输尿管、膀胱、胃、十二指肠、腹腔神经丛、直肠、肛门、心脏、肝脏、胆囊、甲状旁腺、上身淋巴腺、下身淋巴腺

足部按摩方法

1. 点按内庭、大都、太白、公孙、解溪、隐白、平痛、6号穴、10号穴、19号穴等穴，各2分钟。

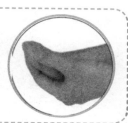
拳刮法

2. 用拇指指端点法、食指指间关节点法、拇指关节刮法、按法、食指关节刮法、双指关节刮法、拳刮法、拇指推法、擦法、拍法等手法作用于相应反射区，各操作3～5分钟，以局部酸痛为佳。

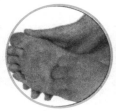

3. 擦足底正中线。

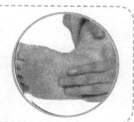

日 常 保 健

1. 注意要吃有营养的食物，多吃高蛋白及高维生素的食物，保证各种营养充足，防止贫血。

2. 当口服抗菌素治疗某种炎症疾病时，应同时抑酸。

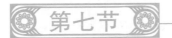

第七节

慢性肠炎

症状

　　该病患者大便次数增多，粪便稀薄，甚至为水样或白冻便，还表现为面色不华，精神不振，少气懒言，四肢乏力，喜温怕冷。如在急性炎症期，除发热外，可见失水、休克、出血等。常见黎明前腹痛、腹鸣即泻，泻后则安，并有长期反复发作的趋势。

按摩取穴

▶ 经穴：解溪、冲阳、内庭、隐白、大都、太白、公孙、商丘

▶ 奇穴：平痛、6号穴、10号穴、19号穴

穴位及反射区

腹腔神经丛　　头部（大脑）　　腹腔神经丛

脑垂体

胃

肝脏

脾

横结肠　　　　　　　　　　　　横结肠

小肠　　　　十二指肠　　　　　小肠

升结肠　　　　　　　　　　　　降结肠

直肠

上身淋巴腺

上身淋巴腺

反射区

头部（大脑）、脑垂体、肝脏、脾、胃、直肠、降结肠、横结肠、升结肠、腹腔神经丛、十二指肠、小肠、上身淋巴腺、下身淋巴腺

足部按摩方法

1. 按揉内庭、大都、公孙、解溪、冲阳、太白、商丘、隐白、10号穴、19号穴、平痛、6号穴，各1～2分钟。

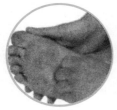
拳刮法

2. 用拇指指端点法，食指指间关节点法、拇指关节刮法、按法、食指关节刮法、双指关节刮法、拳刮法、拇指推法、擦法、拍法等手法作用于相应反射区，各操作3～5分钟，以局部酸痛为佳。

3. 重擦足心正中线。

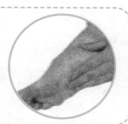

日 常 保 健

1. 注意休息和营养，多吃易消化的食物，如米汤蔬菜，如果腹寒、腹痛、腹泻，也可以喝姜汤，调和胃气。同时忌食辛辣和油腻的食物。

2. 在有条件的情况下，可配合红外线、拔罐、针灸、气功等疗法，以提高疗效。此外要保持心情舒畅，避免强烈刺激，要树立战胜疾病的信心。

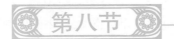

第八节

胃下垂

症状

胃下垂是胃体下降至生理最低线以下的位置。多因长期饮食失节，或劳累过度，致使中气下降，升降失常所致。中医认为本病多由脾胃虚弱，中气下陷所致。临床主要表现为消瘦、乏力、纳少、脘腹胀闷不适、食后胀痛更甚等消化不良症状。

按摩取穴

▶ 经穴：冲阳、商丘、内庭、隐白、太冲

▶ 奇穴：8号穴、10号穴、19号穴

穴位及反射区

腹腔神经丛　头部（大脑）　腹腔神经丛
肺及支气管　　　　　　　　　肺及支气管
肾上腺　　　　　胃　　　肾上腺
　　　　　甲状腺
　　　　　肾脏　　　　　脾
横结肠　　　　　　　　　横结肠
小肠　　　　十二指肠　　　小肠
升结肠　　　输尿管
　　　　　膀胱　　　降结肠
　　　　肛门　直肠

上身淋巴腺
下身淋巴腺

反射区

头部（大脑）、胃、十二指肠、肾脏、肾七腺、输尿管、膀胱、肺、脾、腹腔神经丛、甲状腺、小肠、横结肠、降结肠、升结肠、直肠、肛门、上身淋巴腺、下身淋巴腺

足部按摩方法

1. 持续按揉冲阳、商丘、内庭、隐白、太冲、8号穴、10号穴、19号穴等穴，各2分钟。

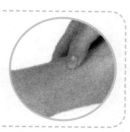

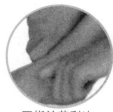

双指关节刮法

2. 用拇指指端点法、食指指间关节点法、拇指关节刮法、按法、食指关节刮法、双指关节刮法、拳刮法、拇指推法、擦法、拍法等手法作用于相应反射区，各操作3~5分钟，以局部酸痛为佳。

3. 自足跟中点向足前端，沿足底正中线及内外侧缘重推，擦足心。

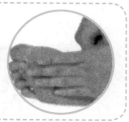

日 常 保 健

1. 患者多数体质较弱，因此要从改善身体素质入手。例如平时应积极参加体育锻炼。

2. 避免暴饮暴食，要选择营养丰富的食物，容易消化，高能量高蛋白高脂肪食品要适当多于蔬菜水果，另外要减少食量，但要增加餐数，以减轻胃的负担。

3. 不宜久站和剧烈跳跃，饭后宜半平卧半小时。

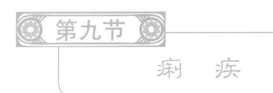

第九节

痢 疾

症状

痢疾是一种由痢疾杆菌所引起的肠道传染病。本病一年四季均可发生，但以夏秋季多见。中医认为本病多由湿热或疫毒所致。以腹痛、里急后重、泻下脓血、便下痢赤白脓血为其临床主要症状。并伴有发热、厌食、肛门灼热、尿短赤等表现。

按摩取穴

▶ 经穴：内庭、太白、公孙、大都、商丘
▶ 奇穴：6号穴、9号穴、炉底三针

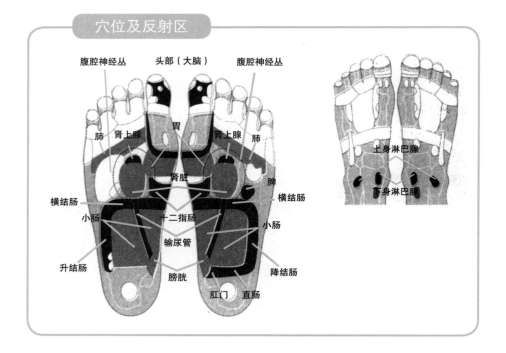

穴位及反射区

腹腔神经丛　头部（大脑）　腹腔神经丛

肺　肾上腺　胃　肾上腺　肺

肾脏

横结肠　脾　横结肠

小肠　十二指肠　小肠

输尿管

升结肠　降结肠

膀胱

肛门　直肠

上身淋巴腺

下身淋巴腺

反射区

头部（大脑）、脾、胃、小肠、十二指肠、肾脏、肾上腺、输尿管、膀胱、肺、腹腔神经丛、横结肠、降结肠、升结肠、直肠、肛门、上身淋巴腺。

足部按摩方法

1. 持续点按内庭、太白、公孙、大都、商丘、6号穴、9号穴、炉底三针，各1～2分钟。

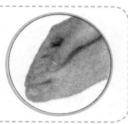

2. 用拇指指端点法、食指指间关节点法、拇指关节刮法、按法、食指关节刮法、双指关节刮法、拳刮法、拇指推法、擦法、拍法等手法作用于相应反射区，各操作3～5分钟，以局部酸痛为佳。

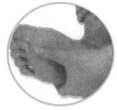

拇指推法

3. 推擦足底，自足跟中点沿足部内外侧推至大、小趾端侧。

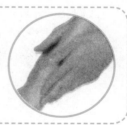

日常保健

1. 碗杯等用具要进行消毒，衣服和被褥也要勤洗勤换，要勤洗手，避免交叉感染。

2. 室内要保持干净清爽，给孩子提供良好的休息条件。

3. 要多喝水，尽量是温开水、果汁等。

4. 及时补充营养和维生素，避免食用冷食冷饮，增加胃肠的负担。

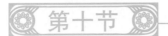

第十节

慢性胆囊炎

症状

胆囊炎有急慢性之分，是胆囊疾病中最常见的一种。女性发病率偏高。常可有轻重不一的腹胀，右上腹部持续钝痛或右肩胛区疼痛，伴有胃部灼热、嗳气、反酸等，常在进食油脂类食物后症状加重，甚至呈剧烈持续性发作。

穴位及反射区

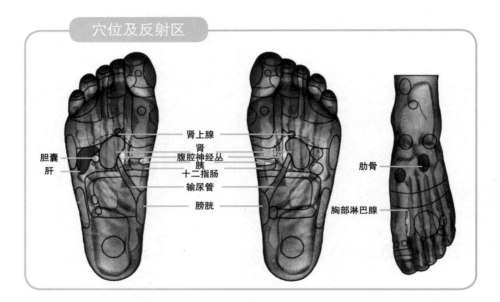

肾上腺
肾
腹腔神经丛
胰
十二指肠
输尿管
膀胱
胆囊
肝
肋骨
胸部淋巴腺

日 常 保 健

保持情志舒畅，避免精神刺激。不要吃油腻及不易消化的食物，防止暴饮暴食。同时养成良好的排便习惯。

第四章 呼吸系统疾病的足疗法

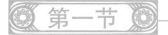

第一节

流行性感冒

症状

简称"流感"，是春、冬季常见疾病，常由流行性感冒病毒感染引起。主要表现为头痛、发高烧（有时可达40℃左右），并伴有肌肉的酸痛、鼻塞、打喷嚏、流鼻涕、咽肿痛、干咳、少量黏痰等现象。幼儿及年老体弱者常会并发肺炎，严重影响人体健康。这是一种自愈性疾病，轻者一周左右可自动痊愈。适度足部保健按摩可减轻症状，明显缩短病程。

按摩取穴

▶ 经穴：内庭、大都、太溪、复溜、侠溪、太冲、公孙

▶ 奇穴：1号穴、17号穴、24号穴、25号穴

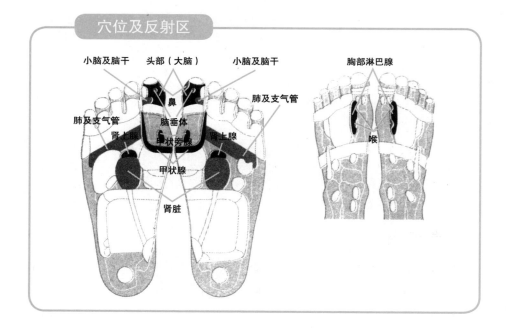

穴位及反射区

反射区

头部（大脑）、脑垂体、小脑及脑干、鼻、甲状旁腺、甲状腺、肾上腺、肾脏、肺及支气管、胸部淋巴腺、喉

足部按摩方法

1 点揉内庭、大都、太溪、复溜、侠溪、太冲、公孙、1号穴、17号穴、24号穴、2 5号穴等穴位，各1～2分钟，以局部胀痛为宜。

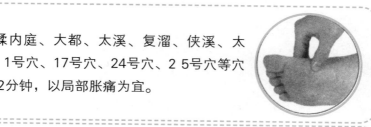

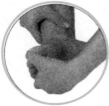

拇指指端点法

2. 用拇指指端点法、食指指间关节点法、拇指关节刮法、按法、食指关节刮法、双指关节刮法、拳刮法、拇指推法、擦法、拍法等作用于相应反射区，各操作2分钟，以局部酸胀为佳。

3. 用放松休闲手法进行足部放松，擦足心，致局部发烫。

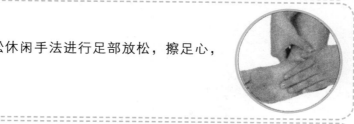

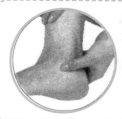

4. 可用力按1号穴或净水按，要求浴足，手法宜使局部温热，按后迅速保温。

日 常 保 健

在接受按摩治疗的同时，患者要注意防寒保暖，多饮开水，避免过度劳累。由于按摩治疗一般无不良反应，所以这种方法尤其适合小孩、老人和孕妇。

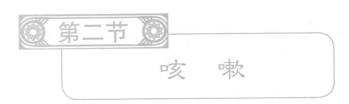

第二节 咳　嗽

症状

　　咳嗽是肺系疾病的主要症候之一。由六淫外邪侵袭肺系或脏腑功能失调，内邪扰肺，肺气上逆所致。其中有声无痰为咳，有痰无声为嗽，往往同时并有气喘、咽痛、声音沙哑、咳痰或低气怯声等症状。适当进行足部按摩可以明显减轻咳嗽症状。

按摩取穴

　▶ 经穴：大钟、太溪、涌泉、然谷、太冲，三阴交

　▶ 奇穴：1号穴、7号穴、17号穴、29号穴

穴位及反射区

小脑及脑干　　头部（大脑）　　小脑及脑干

扁桃体

胸部淋巴腺　　　　　　　　胸部淋巴腺

鼻

肺及支气管　　脑垂体　　肺及支气管

膈　　　　　喉　　　　膈

肾上腺　　甲状旁腺　　肾上腺

胸（乳房）
上身淋巴腺

肝脏　　　　甲状腺

肾脏　　　　　　脾

下身淋巴腺

反射区

头部（大脑）、脑垂体、小脑及脑干、鼻、甲状腺、肺及支气管、肝脏、脾、肾上腺、肾脏、喉、上身淋巴腺、下身淋巴腺、胸（乳房）、胸部淋巴腺、膈、扁桃体

足部按摩方法

1. 依次点按大钟、太溪、涌泉、然谷、太冲，三阴交、1号穴、7号穴、17号穴、29号穴各2～3分钟，力度中等。

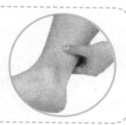

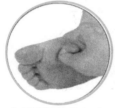

食指指间关节点法

2. 用拇指指端点法、食指指间关节点法、拇指关节刮法、按法、食指关节刮法、双指关节刮法、拳刮法、拇指推法、擦法、拍法等，用于相应反射区，各操作2分钟，以局部酸胀为佳。

3. 使用放松休闲手法进行局部放松，用力擦足跟部。

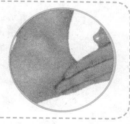

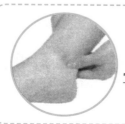

4. 可用热净水浴足后施按，注意保温；点揉宜深透，擦摩宜发红微热。

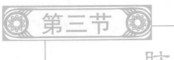

第三节

肺　炎

症状

　　肺炎是由肺炎球菌引起的肺部炎症。临床上以突发寒颤、高热、胸痛、咳嗽、咯痰为主要症状。患者多见于20～40岁之间，冬、春季发病率较高；选用有效抗生素抗菌治疗，配合相应的足部保健按摩，可减轻患者症状，加快疾病治愈。

按摩取穴

▶ 经穴：太溪、太冲、涌泉、然谷、公孙、丘墟、足临泣、解溪、昆仑

▶ 奇穴：4号穴、5号穴、18号穴

穴位及反射区

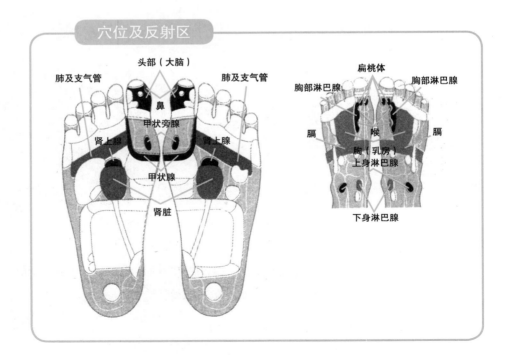

反射区

头部（大脑）、鼻、甲状腺、肺及支气管、肾脏、肾上腺、上身淋巴腺、下身淋巴腺、胸（乳房）、胸部淋巴腺、膈、扁桃体

足部按摩方法

1. 中等力度点揉太溪、太冲、涌泉、然谷、公孙、丘墟、足临泣、解溪、昆仑、4号穴、5号穴、18号穴，各1～2分钟。

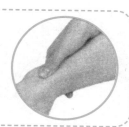

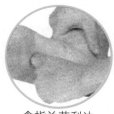

食指关节刮法

2. 用拇指指端点法、食指指间关节点法、拇指关节刮法、按法、食指关节刮法、双指关节刮法、拳刮法、拇指推法、擦法、拍法等手法作用于相应反射区，各操作2分钟，以局部酸痛为佳。

3. 可在按摩前先用混有相关药水的热水浴足，然后再进行按摩操作。

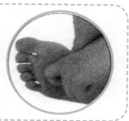

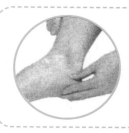

4. 敏感点用重手法刺激，或借助于按摩工具；用放松休闲手法进行局部放松，用力擦足跟部。

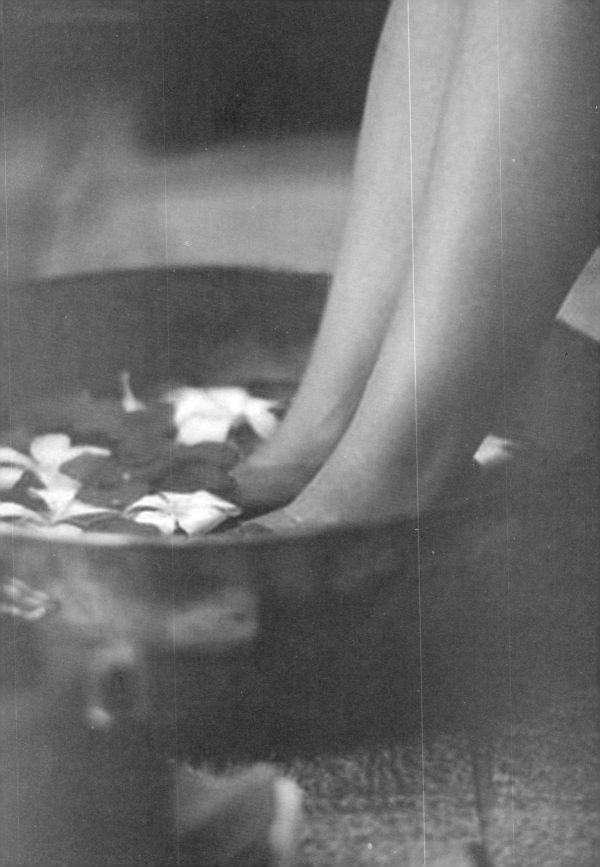

第五章 神经系统疾病的足疗法

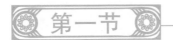

第一节　三叉神经痛

症状

　　三叉神经痛多见于女性，症状通常表现为突然在一侧面部或额部，发生刀割样、烧灼样、针凿样或搏动性剧烈疼痛。发作时间短暂，亦可持续数小时，可因说话、打呵欠等动作引起。进入睡眠后，次日恢复正常。同时发作时还可伴有同侧面肌抽搐、面部潮红、流泪和流涎，故又称痛性抽搐。

按摩取穴

▶ 经穴：内庭、太冲、行间、冲阳、申脉

▶ 奇穴：2号穴

穴位及反射区

三叉神经　头部（大脑）　三叉神经
小脑及脑干　　　　　　　小脑及脑干
鼻
耳　　　　　　　　　　　耳
眼　　　　　　　　　眼
肺及支气管　　　　　　　肺及支气管
肾脏
输尿管
膀胱

上身淋巴腺

反射区

头部（大脑）、小脑及脑干、三叉神经、肾脏、输尿管、膀胱、肺及支气管、鼻、眼、耳、上身淋巴腺

足部按摩方法

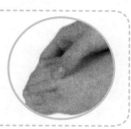

1. 重点揉内庭、太冲、行间、冲阳、申脉、2号穴等穴，各1分钟。

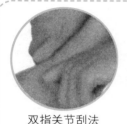

双指关节刮法

2. 重点掐各趾蹼缘，重推足底各跖骨间隙及跖趾关节。

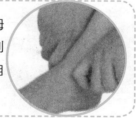

3. 用拇指指端点法、食指指间关节点法、拇指关节刮法、按法、食指关节刮法、双指关节刮法、拳刮法、拇指推法、擦法、拍法等手法用于相应反射区，各操作3~5分钟，以局部胀痛为佳。

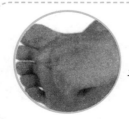

4. 对女性患者应施以重手法，然后再用轻中度手法持续操作，不发病时亦应操作以起调节作用。

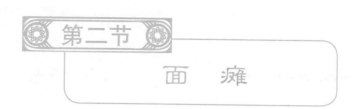

第二节

面 瘫

症状

面瘫发病多见于男性，通常起病较急，很多时候都是患者醒后发现一侧面部表情肌瘫痪，感觉麻木，额纹消失，不能作蹙额、皱眉、露齿、鼓颊等动作，口角向健侧歪斜，吹气漏气，漱口漏水，眼睑闭合不全，迎风流泪。吃饭时，食物易滞留于病侧齿颊之间。

按摩取穴

▶ 经穴：陷谷、厉兑、冲阳、行间、太冲

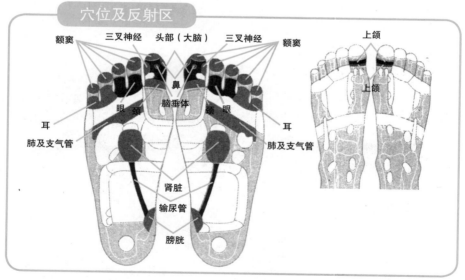

穴位及反射区

反射区

头部（大脑）、小脑及脑干、三叉神经、肾脏、输尿管、膀胱、肺及支气管、鼻、眼、耳、上身淋巴腺、上颌、下颌。

足部按摩方法

1. 点揉陷谷、厉兑、冲阳、行间、太冲等穴，各2～3分钟，厉兑可点掐。

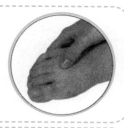

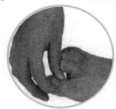

拇指指端点法

2. 持续用拇指指端点法、食指指间关节点法、拇指关节刮法、按法、食指关节刮法、双指关节刮法、拳刮法、拇指推法、擦法、拍法等手法作用于相应反射区，各操作3～5分钟，以局部胀痛为佳。

3. 捻推拔掐各趾。

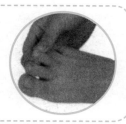

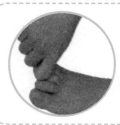

4. 此症按摩手法可由轻至重，再转轻反复操作。

日常保健

患者多为突然起病，难免会产生紧张、焦虑、恐惧的情绪，有的担心面容改变而羞于见人及治疗效果不好而留下后遗症，这时要根据患者不同的心理特征，耐心做好解释和安慰疏导工作，缓解其紧张情绪，使病人情绪稳定，身心处于最佳状态接受治疗及护理，以提高治疗效果。

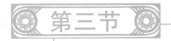

第三节

神经衰弱

症状

神经衰弱是以神经易于兴奋和疲劳为特点，并有情绪不稳定、睡眠障碍及植物神经功能紊乱等症状的一种神经系统疾病。主要表现为疲劳、头痛、腰痛、忧郁、失眠、食欲不振、记忆力减退等，且伴有健忘、心悸、纳少、早泄、阳痿、月经不调等现象。

按摩取穴

▶ 经穴：厉兑、涌泉、太溪、三阴交、申脉、太冲

▶ 奇穴：8号穴、3号穴

穴位及反射区

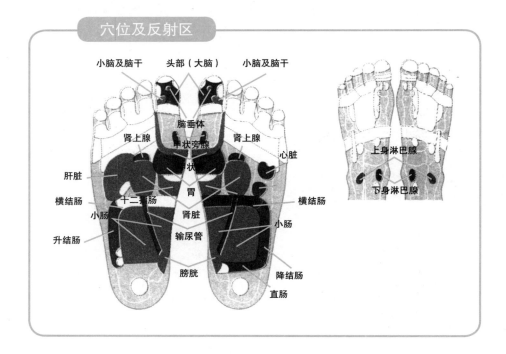

反射区

头部（大脑）、小脑及脑干、脑垂体、肾上腺、肾脏、心脏、肝脏、脾、胃、膀胱、输尿管、小肠、直肠、升结肠、横结肠、降结肠、十二指肠、甲状旁腺、甲状腺、上身淋巴腺、下身淋巴腺

足部按摩方法

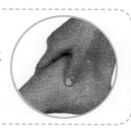

1. 持续点揉厉兑、涌泉，申脉、太冲、太溪、三阴交、8号穴、3号穴等穴，各2分钟左右。

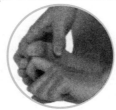

食指指间关节点法

2. 持续用拇指指端点法、食指指间关节点法、拇指关节刮法、按法、食指关节刮法、双指关节刮法、拳刮法、拇指推法、擦法、拍法等用于上述相应反射区，各操作3～5分钟，以局部胀痛为佳。

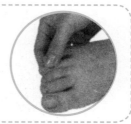

3. 擦足心，捻掐各趾。

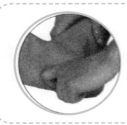

4. 按摩手法宜和缓持续，视情况可加用相应穴区按摩。

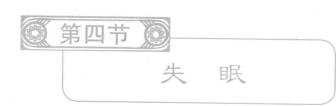

第四节

失　眠

症状

　　失眠是指常不能获得正常睡眠的症状。其临床表现会有不同：或思虑纷杂，不易入睡；或睡眠程度不深，醒后反觉疲乏；或时睡时醒，醒后再难以入睡，彻底不眠。造成失眠的原因有多种，如精神紧张、兴奋、抑郁、恐惧、压力过重、环境改变、噪音等。

按摩取穴

▶ 经穴：涌泉、太溪、太冲、三阴交、足窍阴

▶ 奇穴：3号穴、失眠、心区、心包区

穴位及反射区

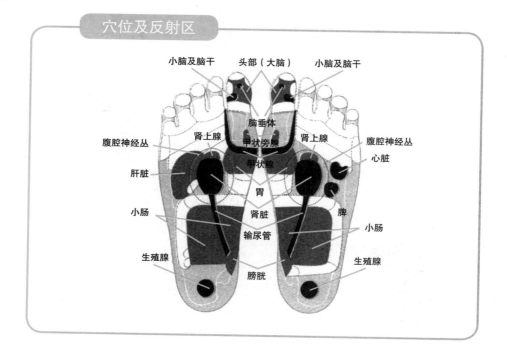

反射区

头部（大脑）、小脑及脑干、脑垂体、肾脏、肾上腺、膀胱、输尿管、腹腔神经丛、甲状旁腺、甲状腺、心脏、肝脏、脾、胃、小肠

足部按摩方法

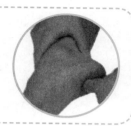

1. 重按涌泉，点揉太溪、太冲、三阴交、足窍阴、3号穴、失眠、心区、心包区等穴，各1～3分钟。

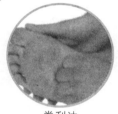

拳刮法

2. 持续用拇指指端点法、食指指间关节点法、拇指关节刮法、按法、食指关节刮法、双指关节刮法、拳刮法、拇指推法、擦法、拍法等用于上述相应反射区，各操作3～5分钟，以局部胀痛为佳。

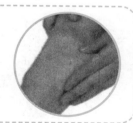

3. 捻摇各趾，擦足正中线。

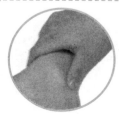

4. 此症可安排在睡前按摩，按摩后即躺下休息。亦可根据情况增加相关穴区。

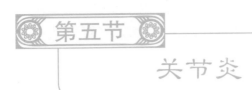

第五节

关节炎

症状

类风湿性关节炎是一种以周围小关节病变为主的全身性疾病。全身症状表现为发热、疲倦和体重减轻。局部症状，以手、腕、足等多关节呈对称性受累的临床表现最为突出。早期呈红、肿、热、痛和运动障碍；至晚期，关节变为强硬和畸形。

按摩取穴

▶ 经穴：昆仑、太冲、申脉、解溪、三阴交、束骨

▶ 奇穴：足趾平、15号穴

穴位及反射区

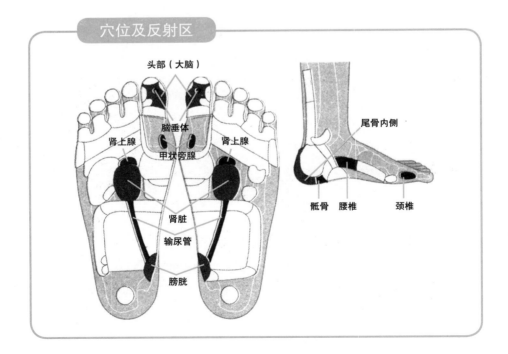

反射区

头部（大脑）、脑垂体、甲状旁腺、肾上腺、肾脏、输尿管、膀胱、颈椎、腰椎、骶骨、尾骨内侧。

足部按摩方法

1. 点揉昆仑、申脉、解溪、三阴交、束骨、太冲、足趾平、15号穴等穴，各2~3分钟。

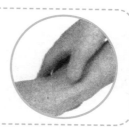

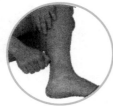

拇指推法

2. 持续用拇指指端点法、食指指间关节点法、拇指关节刮法、按法、双指关节刮法、拳刮法、拇指推法、擦法、拍法等用于相应反射区，各操作3~5分钟，以局部胀痛为佳，重点在脊椎、肾反射区。

3. 按揉足部各小关节至踝关节．重按足底侧背侧跖骨间隙，重推亦可，捻拔摇各趾及踝关节。

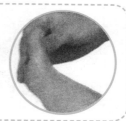

日常保健

1．关节炎患者宜吃高蛋白、高热量、宜消化的食物。不宜吃辛辣刺激的食物，少食生、冷、硬的食物。

2．急性关节炎或慢性风湿性关节炎急性发作时，应卧床休息2~3周，待炎症控制后，可逐渐恢复身体运动。

3．关节炎患者如伴有细菌感染，应进行积极彻底的治疗。抗生素以青霉素为首选。

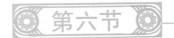

第六节

抑郁症

症状

现代社会由于生活节奏的加快和生存竞争的激烈，人们往往会面临巨大的压力，不同的人，压力来源不同，但表现都是一样的，如果这种心情无法调节，就会形成抑郁症，危害人的健康。

穴位及反射区

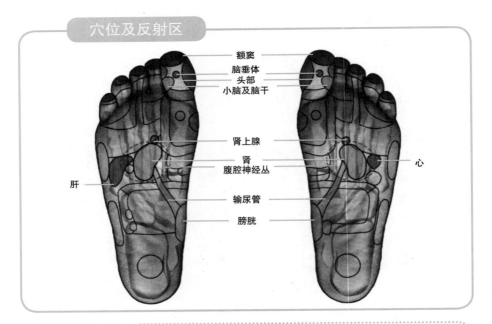

额窦
脑垂体
头部
小脑及脑干

肾上腺

肾
腹腔神经丛

心

肝

输尿管

膀胱

日常保健

经常进行足部按摩对抑郁症有很好的疗效。食物对抑郁症也有作用：豆腐皮50克，煮软，切成丝，加酱油、麻油、芥末适量拌匀，佐餐食用。能够安神定志。

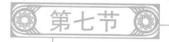

第七节
中风后遗症

症状

　　中风后遗症是急性脑血管病所遗留的一种病症。在临床上主要表现为半身不遂、口眼歪斜、语言蹇涩、口角流涎、吞咽困难、脚底麻木等症状。

按摩取穴

▶ 经穴：太冲、仆参、解溪、金门、丘墟、中封、昆仑

▶ 奇穴：心区点、肝区点、肾区点、足后四白

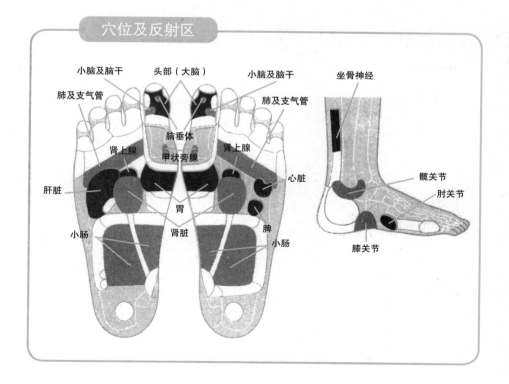

穴位及反射区

反射区

头部（大脑）、小脑及脑干、脑垂体、甲状旁腺、肾上腺、肾脏、心脏、肝脏、肺及支气管、脾、胃、小肠、肘关节、髋关节、膝关节、坐骨神经

足部按摩方法

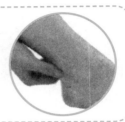

1. 重手法点按仆参、金门、太冲、解溪、丘墟、中封、昆仑、心区点、肝区点、肾区点、足后四白等穴，各2～3分钟。

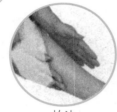

拍法

2. 用拇指指端点法、食指指间关节点法、拇指关节刮法、按法、食指关节刮法、双指关节刮法、拳刮法、拇指推法、擦法、拍法等手法作用于相应反射区，各操作3～5分钟，力度可逐渐加重。

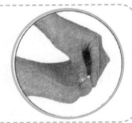

3. 捻拔、活动各关节。患病一侧加强操作。

日 常 保 健

点按肝脏、肺脏可以调气理经，点按风池穴可以息风通络，点按肩井穴可以调理周身的阳气，配合局部穴位可达到治疗本病的功效。

如果患者阴火旺则需加按涌泉穴、曲池穴，治疗的时候疗效至关重要。对中风后遗症患者必须争取早日康复，尤其是在发病后的前3个月里，积极治疗是康复的最佳时机。

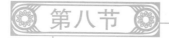

癫　痫

症状

它本不是一种病，而是一种症状。癫痫就是脑神经细胞不正常放电所产生的现象，一般人的印象中，癫痫发作时，病人一定会意识昏迷、四肢抽搐、口吐白沫，其实不尽然。癫痫发作，会因放电部位的不同，而有各种不同的发作症状。可以表现为运动、感觉、意识、精神等多方面的功能障碍。

西医认为，癫痫是一种大脑神经元细胞异常过度放电而引起的脑功能障碍。这种异常放电病人感觉不到，别人也看不出来，但可以通过脑电图记录下来。癫痫发作的特点是突发性及反复发作性，以一次性的抽搐（俗称抽风）或意识障碍为主要表现，临床发作可以多种多样。癫痫病的种类分为原发性、继发性和隐源性癫痫。

▶ 反射区：膀胱、输尿管、肾脏、肾上腺、脑部、副甲状腺、淋巴腺

▶ 穴位：隐白、行间、太冲、大敦

穴位及反射区

头部（大脑）
肾上腺
肾脏
肾脏
副甲状腺
输尿管
膀胱

下身淋巴腺
上身淋巴腺
胸部淋巴腺

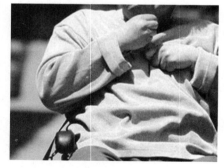

第九节
帕金森氏症

症状

帕金森氏症是一种渐进性、退化性的神经疾病，好发病年龄在60岁以上，不分性别。目前对如何治愈该病还没有明确有效的方案，只知道帕金森氏症是因为大脑内部某一区域机能发生病变所引起的，而此区域控制我们的运动及平衡感。所以该病患者会不由自主地颤抖，表情与身体动作越来越迟钝缓慢，走路不稳，还有双手会失去正常摆动等症状。具体表现如下：

（1）姿势与步态。面容呆板，形若假面具；头部前倾，躯干向前倾屈曲，肘关节、膝关节微屈；走路步距小，初行缓慢，越走越快，呈慌张步态，两上肢不作前后摆动。

（2）震颤。多见于头部和四肢，以手部最明显，手指表现为粗大的节律性震颤（呈搓丸样运动）。震颤早期常在静止时出现，在随意运动和睡眠中消失，情绪激动时加重，晚期震颤可呈持续性。

（3）肌肉僵硬伸肌、屈肌张力均增高，被动运动时有齿轮样或铅管样阻力感，分别称为齿轮样强直或铅管样强直。

（4）易激动，偶有阵发性冲动行为；汗、唾液、皮脂腺液等分泌增多；脑脊液、尿中多巴胺及其代谢产物降低。

▶ 反射区：膀胱、输尿管、肾脏、肾上腺、甲状旁腺、脑部、颈

▶ 穴位：申脉、行间

穴位及反射区

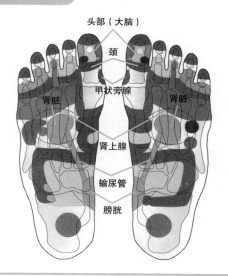

头部（大脑）

颈

甲状旁腺

肾脏　　　　　肾脏

肾上腺

输尿管

膀胱

日常保健

1．忌吃辛热刺激性食物，如辣椒、芥末。

2．即浓茶、酒、咖啡。

3．忌吃油炸、油煎食物。

药物治疗

多巴胺能药物：其中包括有左旋多巴和卡比多巴，前者发生恶心和呕吐、卡比多巴能够减少外周用量，提高进入中枢的浓度。

美多芭（MADOPAR）上海罗氏，每片含200 mg、左旋多巴和50mg、苄丝肼。从小剂量开始服用。逐步达到控制剂量。

息宁控释片（SINEMET CR）默沙东（Merck sharp)每片含卡比多巴50mg,左旋多巴200mg,不良反应有幻觉、精神错乱、口干、锥体外系和运动障碍、失眠、嗜睡等不良反应。

多巴胺激动剂：森福罗＝普拉克索（pramipexole），泰舒达（TRASTAL）、罗匹尼罗（ropinirole),溴隐亭（bromocriptine)、协良行（celance）＝培高利特（pergolide），罗替高汀（rotigotine),卡麦角林（cabergololine),阿朴吗啡（apomorphine).

第六章

心血管疾病的足疗法

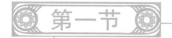

肺心病

症状

肺心病是常见的慢性肺源性心脏病。多在寒冷季节发病，临床表现为长期慢性咳嗽、咳痰或哮喘，并逐步出现乏力、呼吸困难、心悸、头痛、嗜睡、少尿等症状。原因在于慢性肺病而导致心功能受损，心脏不能堪负重压，表现出多种心脏症状。

按摩取穴

▶ 经穴：涌泉、太溪、然谷、太冲

▶ 奇穴：7号穴、17号穴、29号穴

穴位及反射区

肺及支气管　头部（大脑）　肺及支气管

鼻

脑垂体

肾上腺　甲状旁腺　肾上腺　心脏

肝脏　　胰　甲状腺　胰

胃

小肠　　肾脏　　脾

输尿管　小肠

膀胱

胸部淋巴腺　扁桃体　胸部淋巴腺

膈　　　　　　　　　　膈

胸（乳房）

上身淋巴腺

下身淋巴腺

反射区

头部（大脑）、脑垂体、鼻、甲状腺、肺及支气管、心脏、肝脏、脾、肾上腺、肾脏、输尿管、膀胱、胃、小肠、胰、上身淋巴腺、下身淋巴腺、胸（乳房）、胸部淋巴腺、膈、扁桃体。

足部按摩方法

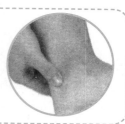

1. 按揉涌泉、太溪、然谷、太冲、7号穴、17号穴、29号穴、各1～2分钟。

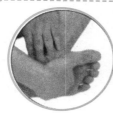

拇指指端点法

2. 用拇指指端点法、食指指间关节点法、拇指关节刮法、按法、食指关节刮法、双指关节刮法、拳刮法、拇指推法、擦法、拍法等手法作用于相应反射区，各操作2分钟．以局部酸痛为佳。

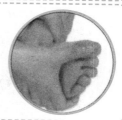

3. 擦足心足跟，拔摇各趾；推足底拇趾腹，及第一跖趾关节。

日常保健

1. 平时宜多吃萝卜、梨、枇杷、冬瓜、西瓜等新鲜蔬菜水果，有助于养肺清痰。必须戒烟。忌食辛辣、发物、肥肉、酒类等刺激性和不易消化的食物。

2. 改善环境，消除有害烟雾、粉尘和有害气体对呼吸道的刺激。

3. 按时休息，慎防劳累过度。保持居室清洁温暖、空气流通。注意季节变化，及时添加衣被，预防呼吸道感染。

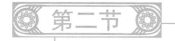

高血压

症状

高血压是一种以动脉血压升高为主要表现的疾患。一般临床表现为血压持续地超过140 / 90mmHg，多伴有晕眩、头痛、头胀、耳鸣、心慌、手指发麻、面红、烦躁、失眠等症。临床治疗为服用各种降压药物，但多有不同程度的副作用影响治疗效果。

按摩取穴

▶ 经穴：涌泉、侠溪、太冲、解溪、太溪、行间、至阴

▶ 奇穴：16号穴、22号穴、23号穴

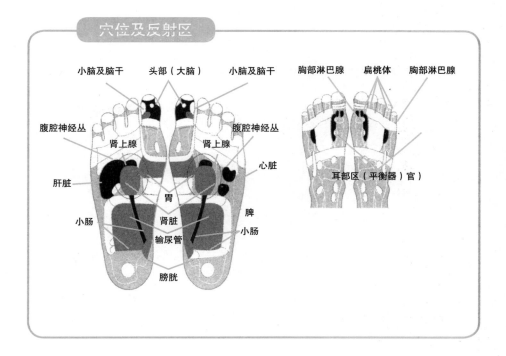

穴位及反射区

反射区

头部（大脑）、小脑及脑干、肾上腺、肾脏、输尿管、膀胱、心脏、脾、胃、小肠、肝脏、腹腔神经丛、扁桃腺、耳部区（平衡器官）、胸部淋巴腺。

足部按摩方法

1. 用力点揉涌泉、侠溪、太冲、解溪、太溪、行间、至阴、16号穴、22号穴、23号穴，各2～3分钟。

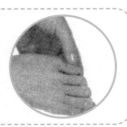

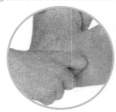

食指指间关节

2. 用拇指指端点法、食指指间关节点法、拇指关节刮法、按法、食指关节刮法、双指关节刮法、拳刮法、拇指推法、擦法、拍法等手法作用于相应反射区，各操作3～5分钟，以局部酸痛为佳。

3. 摇拔各趾，擦足心摩足跟、推一、二趾滑背侧间隙。

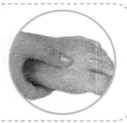

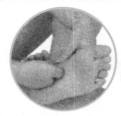

4. 按摩前可先用混有相关药水的热水浴足，然后也可根据情况的不同加用肾、腹等穴区。

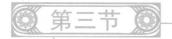

第三节

低血压

症状

　　如果收缩压持续低于90mmHg，舒张压低于60mmHg，即称为低血压。患有低血压的人经常会有头晕耳鸣、目眩、乏力气短、脚底发冷、自汗、盗汗等症状，严重者会出现恶心、呕吐、晕厥等症状。

按摩取穴

　▶ 经穴：涌泉、三阴交、隐白、太白、冲阳、内庭

　▶ 奇穴：3号穴、26号穴

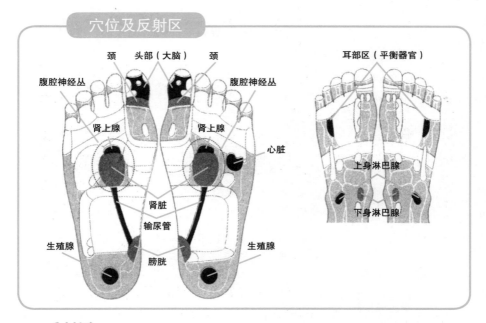

穴位及反射区

颈　头部（大脑）　颈
腹腔神经丛　　　　　　　腹腔神经丛
肾上腺　　　　　肾上腺
　　　　　　　　　心脏
肾脏
输尿管
生殖腺　　　　　　　生殖腺
膀胱

耳部区（平衡器官）
上身淋巴腺
下身淋巴腺

反射区

头部（大脑）、颈、肾上腺、肾脏、心脏、输尿管、膀胱、生殖

腺、腹腔神经丛、下身淋巴腺、上身淋巴腺、耳部区（平衡器官）

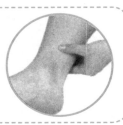

1. 点按涌泉、隐白、太白、冲阳、内庭、三阴交、3号穴、26号穴等穴，各2～3分钟。

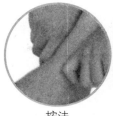

按法

2. 用拇指指端点法、食指指间关节点法、拇指关节刮法、按法、食指关节刮法，双指关节刮法、拳刮法、拇指推法、擦法、拍法等手法作用于相应反射区，各操作3～5分钟，以局部酸痛为佳。

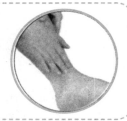

3. 揉足跟、擦足心、足跟及内外踝部至热，可用足部踩法施于足跟等部位。

日常保健

1. 及时看医生，确定造成低血压的原因。

2. 增加饮食营养、多食温补脾肾的食物。

3. 适当多吃食盐，可提升血压，改善头晕、困倦无力等症状，但食盐摄入量不可太高。

4. 常吃生姜，能促进消化、健胃、升高血压。可将姜末撒于菜汤中或用姜末泡水代茶。

5. 少吃冬瓜、西瓜、芹菜、山楂、苦瓜、绿豆、大蒜、海带、洋葱、葵花子等具降压效应的食品。

6. 积极参加体育锻炼，增强体质。

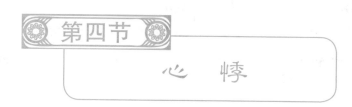

症状

　　心悸是病人自觉心中悸动不安，甚至不能自主的一种病症。临床主要表现为经常伴有失眠、健忘、晕眩、多梦、耳鸣等症状。不仅听诊心率常超过140次／分钟，而且心电图显示多为心跳过速。

按摩取穴

▶ 经穴：涌泉、太冲、公孙、太溪

▶ 奇穴：失眠、3号穴

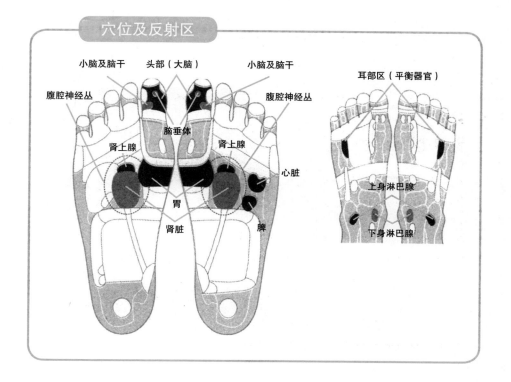

穴位及反射区

反射区

头部（大脑）、小脑及脑干、脑垂体、肾上腺、肾脏、心脏、脾、胃、腹腔神经丛、下身淋巴腺、上身淋巴腺、耳部区（平衡器官）。

足部按摩方法

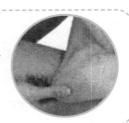

1. 点揉涌泉、太冲、公孙、太溪、失眠、3号穴各2分钟。

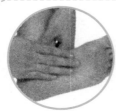

擦法

2. 用拇指指端点法、食指指间关节点法、拇指关节刮法、按法、食指关节刮法、双指关节刮法、拳刮法、拇指推法、擦法、拍法等手法作用于相应反射区，各操作3～5分钟，以局部酸痛为佳。

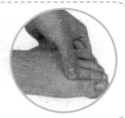

3. 重擦足底，点揉心区、肾区、胸区等；拔摇各趾，掐跖趾关节。

日 常 保 健

1. 平时注意营养，少吃动物脂肪或胆固醇含量较高的食物，如蛋黄、鱼子、动物肝脏等，少吃肉，多吃鱼和豆制品，多吃蔬菜和水果。

2. 保证充足睡眠，不能过度劳累。

3. 做适量运动，饭后慢慢散步，或者打太极拳。

4. 洗澡的时候注意时间不要太长，温度要适度，最好在家人的陪伴下洗澡。

第五节

心脏神经官能症

症状

心脏神经官能症表现为持续性的失眠、食欲不振、精神不能集中、抑郁等精神症状，发展下去还会出现下肢寒冷、麻木、钝痛、痉挛等症状。发病的原因因人而异。

穴位及反射区

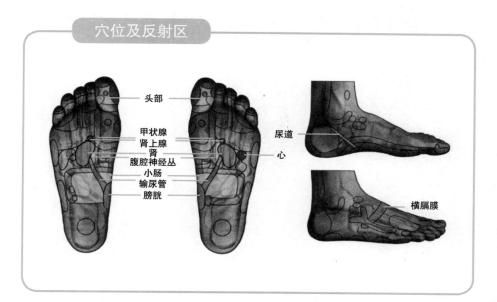

头部
甲状腺
肾上腺
肾
腹腔神经丛
小肠
输尿管
膀胱
尿道
心
横膈膜

日 常 保 健

保持心情舒畅，避免过度紧张、激动、生气等。饮食要清淡，少吃油腻及刺激性食物，同时戒烟酒。适当进行诸如太极拳类的体育锻炼。

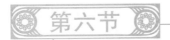

第六节

冠心病

症状

冠心病是冠状动脉粥样硬化性心脏病的简称，为老年人最常见的心血管疾病。高血压、高血脂、内分泌疾病或生气、劳累、紧张、失眠、过饥过饱、气候变化等，均可诱发本病。轻者可无心肌缺血症状，多在体检时偶然发现；严重者可出现典型心绞痛，甚至心肌梗死。

穴位及反射区

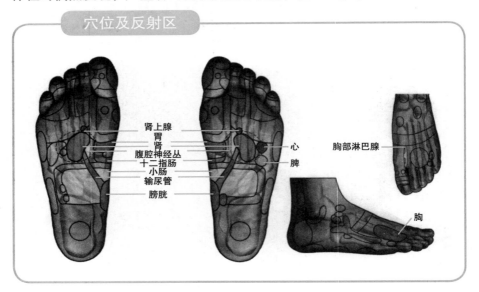

肾上腺
胃
肾
腹腔神经丛
十二指肠
小肠
输尿管
膀胱
心
脾
胸部淋巴腺
胸

日常保健

保持心情舒畅，避免过度紧张、激动、生气等。饮食要清淡，少吃油腻及刺激性食物，同时戒烟酒。适当进行诸如太极拳类的体育锻炼。

第七章 五官科疾病的足疗法

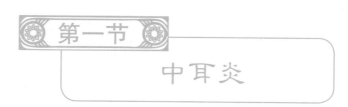

第一节

中耳炎

症状

中耳炎，俗称"烂耳朵"，是鼓室黏膜的炎症。病菌进入鼓室，当抵抗力减弱或细菌毒素增强时就产生炎症。中耳炎多为急性发病，表现为耳部闭塞、听力减退、耳鸣、耳聋、头沉重；耳中时有积液流出；伴有烦热、口干渴、尿赤、便秘等症状。

按摩取穴

▶ 经穴：太溪、足窍阴、地五会、申脉

▶ 奇穴：19号穴、24号穴、清头1

穴位及反射区

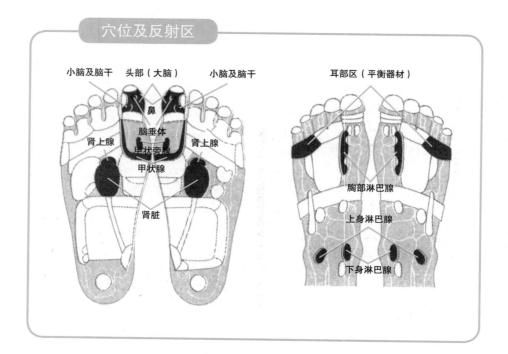

反射区

头部（大脑）、脑垂体、小脑及脑干、肾上腺、肾脏、耳部区（平衡器官）、鼻、甲状腺、胸部淋巴腺、上身淋巴腺、下身淋巴腺。

足部按摩方法

1. 点揉太溪、足窍阴、地五会、申脉、19号穴、24号穴、清头1等穴，各1～2分钟。

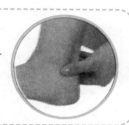

2. 持续用拇指指端点法、食指指间关节点法、拇指关节刮法、按法、食指关节刮法、双指关节刮法、拳刮法、拇指推法、擦法、拍法等手法作用于相应反射区，各操作3～5分钟，以局部酸胀为佳。

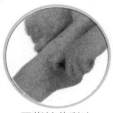

双指关节刮法

3. 掐揉第三、四趾及其跖趾关节部位。

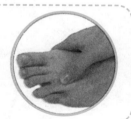

日 常 保 健

1. 注意休息，保证睡眠时间；注意室内空气流通，保持鼻腔通畅。

2. 积极防治感冒；积极治疗鼻腔疾病，擤鼻涕不能用力和同时压闭两个鼻孔，应交叉单侧擤鼻涕。

3. 游泳后要让耳内的水流出，患慢性中耳炎者不宜游泳。

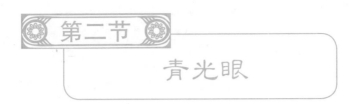

第二节

青光眼

症状

青光眼以眼内压增高为主要特征。临床上患者自觉头痛、眼微胀、视力减退，并且逐渐头痛加重，并有恶心呕吐、结膜充血、角膜混浊的症状。如不及时治疗，视力可全部丧失甚至失明。故青光眼是导致失明的主要病症之一。

按摩取穴

▶ 经穴：太冲、足临泣、侠溪、地五会、行间。

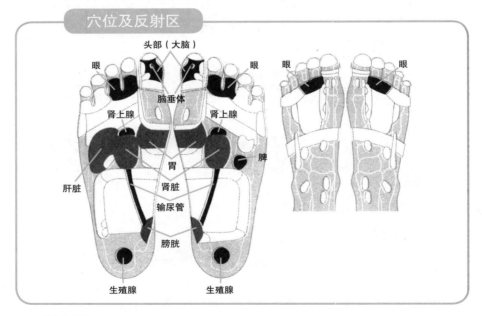

穴位及反射区

头部（大脑）
眼　　　眼　　眼　　　　眼
脑垂体
肾上腺　　肾上腺
脾
胃
肝脏　　肾脏
输尿管
膀胱
生殖腺　　　生殖腺

反射区

头部（大脑）、脑垂体、眼、肾上腺、肾脏、肝脏、输尿管、膀胱、生殖腺、脾、胃。

足部按摩方法

1. 点揉太冲、足临泣、侠溪、地五会、行间，各2～3分钟。

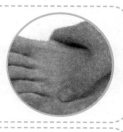

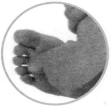

食指关节刮法

2. 持续用拇指指端点法、食指指间关节点法、拇指关节刮法、按法、食指关节刮法、双指关节刮法、拳刮法、拇指推法、擦法、拍法等作用于相应反射区，各操作3～5分钟，以局部酸胀为佳。

3. 擦足跟、足底，擦涌泉。

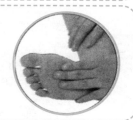

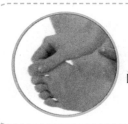

4. 按摩时，手法以中度为宜，操作时患者应闭目放松。

日常保健

1．"三忌"。忌烟、忌酒、忌浓茶。

2．注意饮食卫生。多进易消化的食物，如蔬菜、水果等，保持大便通畅也很重要。

3．尽可能不吃或少吃刺激性食物。如辣椒、生葱、胡椒等。

4．注意饮水量。一般饮水每次不超过500毫克。

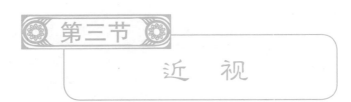

第三节

近　视

症状

后天形成的近视眼，多半是由于人在青少年时期不注意用眼健康卫生，没有很好地保护而形成。所以年龄越小，越需要及时加以保健治疗，这样比较容易使视力恢复正常。

按摩取穴

▶ 经穴：昆仑、丘墟、足临泣、侠溪、水泉、束骨、行间

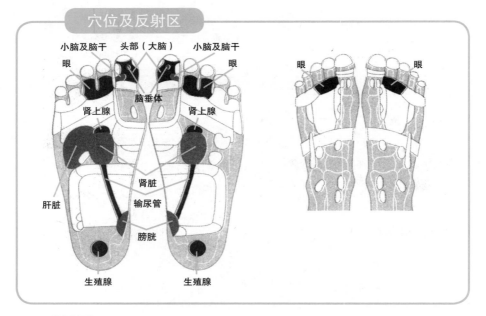

穴位及反射区

反射区

头部（大脑）、脑垂体、小脑及脑干、眼、肾脏、肝脏、输尿管、膀胱、肾上腺、生殖腺

足部按摩方法

1. 点揉昆仑、丘墟、足临泣、侠溪、水泉、束骨、行间、各2～3分钟。

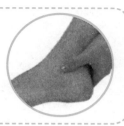

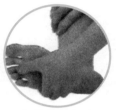

拇指指端点法

2. 持续用拇指指端点法、食指指间关节点法、拇指关节刮法、按法、食指关节刮法、双指关节刮法、拳刮法、拇指推法、擦法、拍法等作用于相应反射区，各操作3～5分钟，以局部酸胀为佳。

3. 擦足跟，足底，擦涌泉。

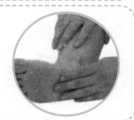

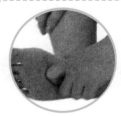

4. 操作手法适中，患者宜结合相应反射区作持续按摩。

日常保健

1. 应该定期去医院检查眼底，发现问题及时治疗。

2. 如果突然出现视力缺损、暗点、视力下降等症状，应立即去医院检查。

3. 由于高度近视患者眼睑长，眼球壁比较薄、软，因此应该避免剧烈的活动、震动及外力刺激眼球，以免发生视网膜破碎。

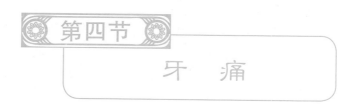

第四节

牙 痛

症状

牙痛为口腔疾患中常有的症状。牙髓炎、牙周炎、冠周炎、龋齿、齿槽脓肿、三叉神经痛等均会引起牙痛。此外，某些神经系统疾病，如三叉神经痛、周围性面神经炎等；身体的某些慢性疾病，如高血压病患者牙髓充血等都可引起牙痛。

按摩取穴

▶ 经穴：内庭、冲阳、厉兑、太溪

▶ 奇穴：12号穴、13号穴、小肠区、肾区、女膝

穴位及反射区

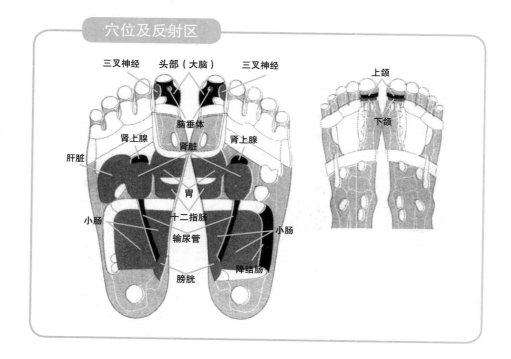

反射区

头部（大脑）、脑垂体、肾上腺、肾脏、胃、肝脏、小肠、降结肠、十二指肠、输尿管、膀胱、三叉神经、上颌、下颌。

足部按摩方法

1. 掐点内庭、冲阳、厉兑、太溪、12号穴、13号穴、小肠区、肾区、女膝等，各1～3分钟。

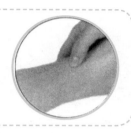

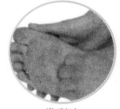

拳刮法

2. 持续用拇指指端点法、食指指间关节点法、拇指关节刮法、按法、食指关节刮法、双指关节刮法、拳刮法、拇指推法、擦法、拍法等手法作用于相应反射区，各操作3～5分钟，以局部酸胀为佳。

3. 摇捻各趾。

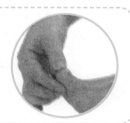

日常保健

1. 将丁香花一朵，用牙咬碎，填入锯齿空隙，几小时后牙疼即可消除。

2. 用水摩擦相关穴位，或用手指按摩压迫，均可减轻痛苦。

3. 用盐水或酒漱口几次，也可减轻痛苦。

4. 用冰袋冷敷脸部也可缓解疼痛。

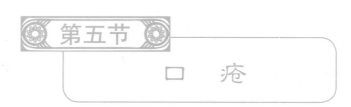

第五节

口 疮

症状

口内生疮，也叫口腔溃疡，边缘色红，中心是黄绿色的溃烂点，流口水，常伴口臭、口干、大便干结等症状。轻口疮只溃烂一二处，重口疮可扩展到整个口腔，引起发烧和全身不适。久之，邻处融合形成较大溃疡面，疼痛难忍，影响饮食、说笑。

按摩取穴

▶ 经穴：冲阳、侠溪、足窍阴、内庭、厉兑、仆参

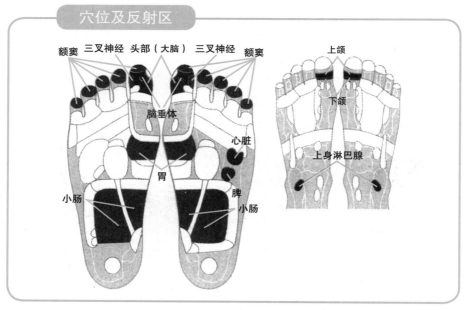

穴位及反射区

反射区

头部（大脑）、脑垂体、额窦、上颌、下颌、上身淋巴腺、三叉神

经、心脏、脾、胃、小肠

足部按摩方法

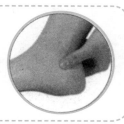

1. 点揉冲阳、侠溪、足窍阴、内庭、厉兑、仆参等穴，各2～3分钟。

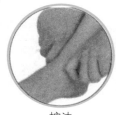

按法

2. 持续用拇指指端点法、食指指间关节点法、拇指关节刮法、按法、食指关节刮法、双指关节刮法、拳刮法、拇指推法、擦法、拍法等作用于相应反射区，各操作3～5分钟，以局部酸胀为佳。

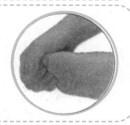

3. 重擦足底，摇摆各趾。

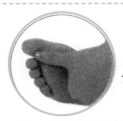

4. 按摩时，手法以有力持续为宜，注意口腔保洁及调整饮食结构。

日常保健

1. 口疮常反复发作，所以一定要加强护理，不要吃过热、过硬及刺激性的食物。

2. 注意口腔卫生，常用盐水漱口。

3. 在按摩的同时也可配服中药，效果会更好。

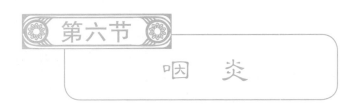

第六节

咽 炎

症状

咽炎是咽黏膜及其淋巴组织的炎症，由细菌感染引起，致病菌多为链球菌、葡萄球菌和肺炎球菌。咽炎是外感风热，过食辛辣所致。起病较急，症见咽部红肿灼热，疼痛，咽中有堵塞感，吞咽不利、声音沙哑。如不及时治愈会逐渐转为慢性。

按摩取穴

▶ 经穴：涌泉、内庭、太溪、照海、然谷、厉兑、太冲

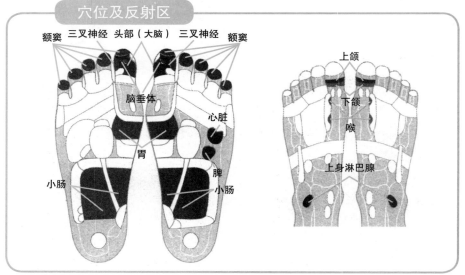

反射区

头部（大脑）、脑垂体、额窦、上颌、下颌、喉、三叉神经、心脏、脾、胃、小肠、上身淋巴腺

足部按摩方法

1. 选择点按涌泉、内庭、太溪、照海、然谷、厉兑、太冲等穴，各2～3分钟。

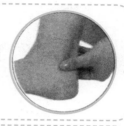

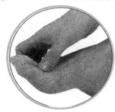

拇指推法

2. 持续用拇指指端点法、食指指间关节点法、拇指关节刮法、按法、食指关节刮法、双指关节刮法、拳刮法、拇指推法、擦法、拍法等作用于相应反射区，各操作3～5分钟，以局部酸胀为佳。

3. 重按足底，摇摆各趾。

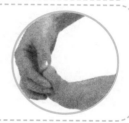

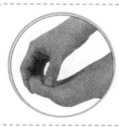

4. 急性咽炎宜以重手法按摩，慢性则应注重按摩手法的持续有力。

日常保健

1. 进餐的时间要有规律，同时注意膳食营养。

2. 平时生活要有规律。劳逸结合，养成体育锻炼的好习惯。

伤风感冒是引起急性咽炎和慢性咽炎的主要原因，而且发病率很高，因此要注意天气的冷暖变化。随时增减衣服，活动出汗后不要马上脱衣服、到冷的地方或者吹风冲凉。

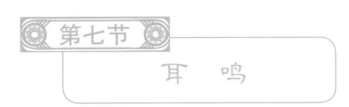

第七节

耳 鸣

症状

指人们在没有任何外界刺激条件下所产生的异常声音感觉。如感觉耳内有蝉鸣声、嗡嗡声、嘶嘶声等单调或混杂的响声，实际上周围环境中并无相应的声音，也就是说耳鸣只是一种主观感觉。耳鸣可以短暂或持续性存在。严重的耳鸣会扰得人一刻不得安宁，令人十分紧张。

▶ 反射区：膀胱、输尿管、肾脏、肾上腺、脑部、甲状旁腺、淋巴腺、内耳迷路

▶ 穴位：太溪、地五会、侠溪、太冲

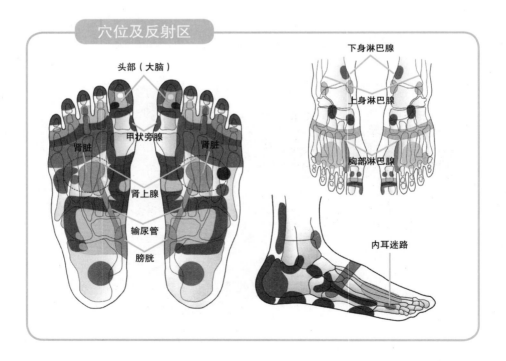

穴位及反射区

第八节

扁桃体炎

症状

扁桃体的炎症，通常指颚扁桃体发炎。病源仍以病毒为大宗，如腺病毒、流感病毒、副流感病毒、EB病毒、肠病毒、单纯疱疹病毒。但是细菌性的扁桃腺炎，才是值得重视的对象，包括霉浆菌、白喉杆菌。扁桃腺发病原因：人的咽部两旁各有一扁桃腺，又称扁桃体。有的人的扁桃体较明显，有的则较隐蔽。外来的病毒、细菌在通过口、鼻进入呼吸道和消化道以前，都要经过扁桃体的前面，所以它很容易受感染而发炎。

▶ 反射区：降压点、喉气管、颈、三叉神经、甲状旁腺、扁桃腺、淋巴腺

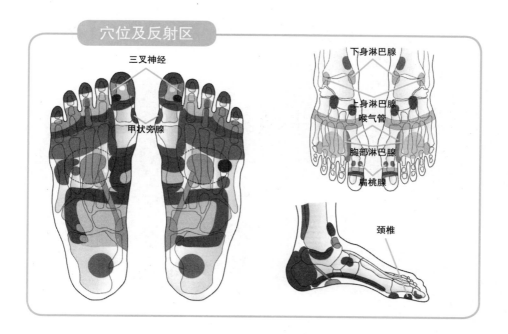

穴位及反射区

三叉神经

甲状旁腺

下身淋巴腺

上身淋巴腺

喉气管

胸部淋巴腺

扁桃腺

颈椎

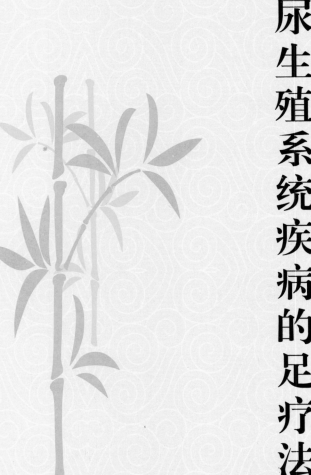

第八章 泌尿生殖系统疾病的足疗法

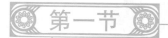

症状

泌尿系感染是由于细菌逆行感染尿道、膀胱、输尿管引起的一种疾病，以腰痛、尿频、尿急、尿痛为临床特点。还伴随有畏寒、发热、乏力身痛、呕吐恶心、腹部胀痛、尿液混浊、血尿等症状。临床治疗多为选用适宜抗菌药，强调预防复发和再感染。

按摩取穴

▶ 经穴：行间、太溪、涌泉、大钟、水泉、照海

▶ 奇穴：14号穴、肾区、膀胱区

穴位及反射区

头部（大脑）

肺及支气管　　脑垂体　　　　肾上腺　肺及支气管
　　肾上腺　　　胃

肝脏　　　　　　　肾脏　　　　　　心脏

耳部区（平衡器）

上身淋巴腺

下身淋巴腺

输尿管

膀胱

反射区

头部（大脑）、脑垂体、肾上腺、肾脏、输尿管、膀胱、胃、心脏、肝脏、肺及支气管、耳部区（平衡器官）、上身淋巴腺、下身淋巴腺。

足部按摩方法

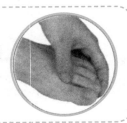

1. 点揉行间、太溪、涌泉、大钟、水泉、照海、14号穴、肾区、膀胱区，各2~3分钟。

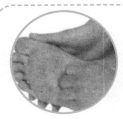

拳刮法

2. 用拇指指端点法、食指指间关节点法、拇指关节刮法、按法、食指关节刮法、双指关节刮法、拳刮法、拇指推法、擦法、拍法等手法作用于相应反射区，各操作3~5分钟，以局部酸痛为佳。

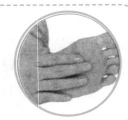

3. 踩足跟、足心，擦足中线。

日常保健

1. 大量饮水。泌尿系感染患者每天饮水量要达1500毫升以上，大量饮水可使尿量增多，冲刷尿路细菌。

2. 清淡饮食。患者饮食应保持清淡，少吃油腻及刺激陛强的食物，不要饮酒，尤其是烈性酒。

3. 局部清洁。保持会阴部清洁，并且在清洗时，应避免使用刺激性肥皂、泡沫剂等。

4. 衣着适当。避免穿过紧的衣裤。

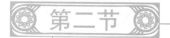

慢性肾炎

症状

　　慢性肾炎是由于多种病因引起的原发于肾小球的一种免疫性、炎症性疾病。主要症状为水肿和腰痛，轻者仅出现在眼睑和踝部，重者可遍及全身，并有腰部酸痛、尿短少、乏力等症状。如病情持续发展，肾功能将急剧恶化，而导致尿毒症的发生。

按摩取穴

▶ 经穴：陷谷、太溪、然谷、涌泉、水泉、行间、蠡沟

▶ 奇穴：炉底三针、肾区

穴位及反射区

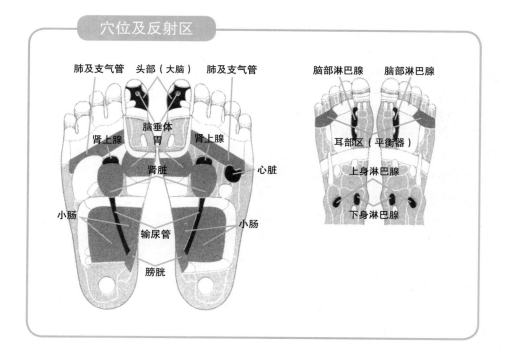

反射区

头部（大脑）、脑垂体、肾上腺、肾脏、心脏、肺及支气管、胃、小肠、输尿管、膀胱、耳部区（平衡器官）、胸部淋巴腺、上身淋巴腺、下身淋巴腺。

足部按摩方法

1. 持续点揉陷谷、太溪、然谷、水泉、行间、蠡沟、涌泉、炉底三针、肾区等穴，各2分钟左右。

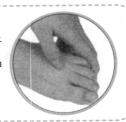

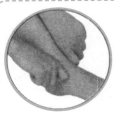

双指关节刮法

2. 用拇指指端点法、食指指间关节点法、拇指关节刮法、按法、食指关节刮法、双指关节刮法、拳刮法、拇指推法、擦法、拍法等手法作用于相应反射区，各操作3～5分钟，以局部酸痛为佳。

3. 推擦足心，推足内外踝部位。

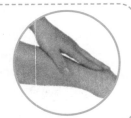

日常保健

患者的生活要有规律，不要过度劳累，要保持充足睡眠，精神愉快，避免风寒，避免房事，戒烟戒酒；饮食要有营养，食物类可食用红豆粥，肉类可食用牛肉、猪肉、鲤鱼等，蔬菜宜吃冬瓜等，忌食油脂、肥肉、海鲜等食物。

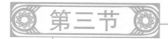

第三节

前列腺炎

症状

前列腺炎多是由于邻近之细菌感染累及前列腺造成的。常可见于尿急、尿频、尿时会阴部疼痛、尿后余尿不尽、尿白浊如淋浆，并有炎性分泌物从尿道排出，及神疲乏力、腰膝怕冷等症状。经常伴有急性膀胱炎等。

按摩取穴

▶ 经穴：涌泉、然谷、太溪、三阴交、行间

▶ 奇穴：14号穴

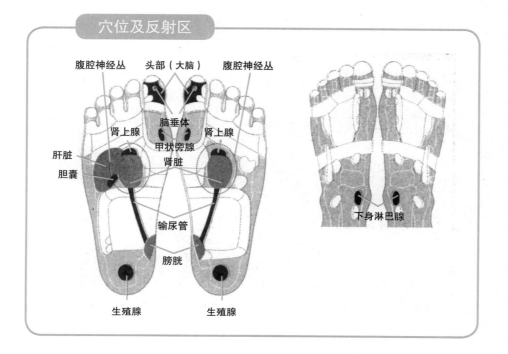

穴位及反射区

腹腔神经丛　头部（大脑）　腹腔神经丛

脑垂体

肾上腺　　　　　　　肾上腺
甲状旁腺
肝脏　　　　　　肾脏
胆囊

输尿管

膀胱

生殖腺　　　生殖腺

下身淋巴腺

反射区

头部（大脑）、脑垂体、腹腔神经丛、胆、肝脏、生殖腺、甲状旁腺、肾上腺、肾脏、输尿管、膀胱、下身淋巴腺。

足部按摩方法

1. 揉按涌泉、然谷、太溪、行间、三阴交、14号穴等穴，各2分钟。

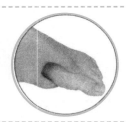

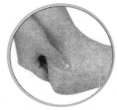

食指关节刮法

2. 用拇指指端点法、食指指间关节点法、拇指关节刮法、按法、食指关节刮法、双指关节刮法、拳刮法、拇指推法、擦法、拍法等手法作用于相应反射区，各操作3～5分钟，以局部酸痛为佳。

3. 推擦足心及足内侧。

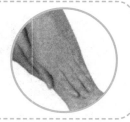

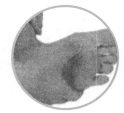

4. 并可根据具体情况加配相应穴区。按摩手法宜持续，力量适中。

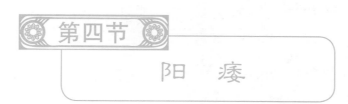

第四节

阳 痿

症状

　　阳痿是指男性阴茎始终不能勃起，或者勃起无力，硬而不坚。多因阴茎、睾丸、会阴部器质性病变，神经衰弱，以及大脑皮层机能紊乱等引起，也可见于性生活时，男子由于过度紧张亢奋所致，严重者还会影响生育。

按摩取穴

　　▶ 经穴：涌泉、太溪、太冲、公孙、三阴交、解溪、陷谷

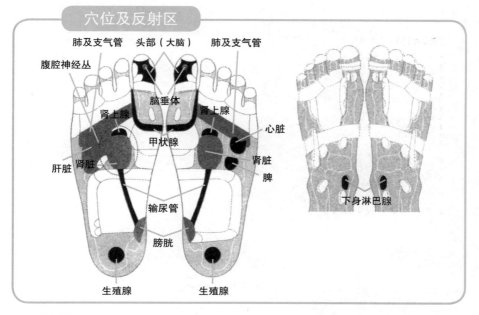

穴位及反射区

肺及支气管　　头部（大脑）　　肺及支气管
腹腔神经丛
脑垂体
肾上腺　　　肾上腺
心脏
甲状腺
肝脏　肾脏
肾脏
脾
输尿管
膀胱
生殖腺　　　　生殖腺
下身淋巴腺

反射区

　　头部（大脑）、脑垂体、肾上腺、肾脏、生殖腺、输尿管、膀胱、

心脏、肝脏、脾、肺及支气管、甲状腺、下身淋巴腺

足部按摩方法

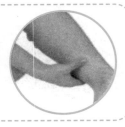

1. 点揉涌泉、太溪、太冲、公孙、解溪、陷谷、三阴交等穴，各2～3分钟。

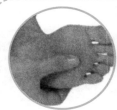

拇指推法

2. 持续用拇指指端点法、食指指间关节点法、拇指关节刮法、按法、食指关节刮法、双指关节刮法、拳刮法、拇指推法、擦法、拍法等手法作用于相应反射区，各操作3～5分钟，以局部酸痛为佳。

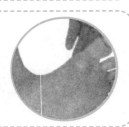

3. 掐揉大趾，擦足正中线。

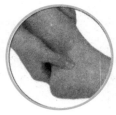

4. 在按摩时还可根据症状加按肾俞、关元、命门等穴。

日常保健

按摩时要保持阴部皮肤的清洁，阴部有炎症或皮肤病者，应治疗后再做按摩治疗。患者应在身心放松的情况下按摩，每日1次，手法应轻柔，不宜用力过猛，否则效果不佳。

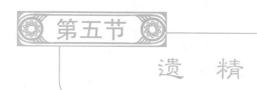

第五节

遗 精

症状

遗精是指不因性生活而精液遗泄的病症。多是因为神经衰弱、劳伤心脾，或者性交过频、肾虚不固，以及色欲过度等所致。经常伴有头晕、神疲乏力、腰酸腿软、多梦、盗汗、烦热等症状。根据临床又可分为生理性遗精和病理性遗精两种。

按摩取穴

太冲、太溪、然谷、公孙、至阴、中封、三阴交

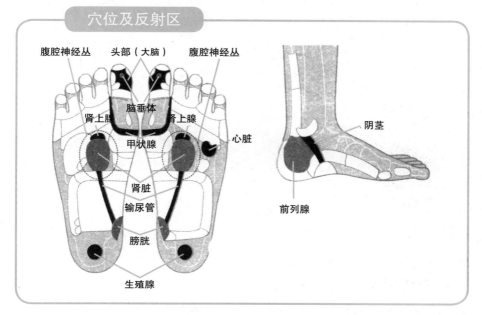

穴位及反射区

腹腔神经丛　头部（大脑）　腹腔神经丛

脑垂体

肾上腺　　　　　　　肾上腺

甲状腺　　　　　　　　　心脏

肾脏

输尿管

膀胱

生殖腺

阴茎

前列腺

反射区

头部（大脑）、脑垂体、腹腔神经丛、肾脏、输尿管、膀胱、肾上腺、甲状腺、心脏、生殖腺、前列腺、阴茎。

足部按摩方法

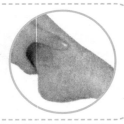

1. 持续点揉太冲、太溪、然谷、公孙、至阴、中封、三阴交等穴，各2分钟。

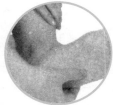

拇指指端点法

2. 持续用拇指指端点法、食指指间关节点法、拇指关节刮法、按法、食指关节刮法、双指关节刮法、拳刮法、拇指推法、擦法、拍法等手法作用于相应反射区，各操作3～5分钟，以局部酸痛为佳。

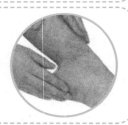

3. 擦足底，推足跟，捻大趾。

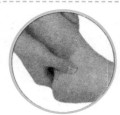

4. 此症按摩手法宜持续中度，具体可视情况加按肾俞、关元、气海等相关穴位。

日常保健

1. 消除恐慌、紧张、焦虑的心情，培养开朗、乐观、冷静的性格。

2. 注意生活起居，衣服应穿宽松些，夜间不要过饱进食，睡前用温水洗脚，被褥不宜过重，养成侧卧睡眠的好习惯。

3. 不要认为遗精是低级下流的事而感到不好意思，遗精后要注意外生殖器的清洁，勤洗换内裤，预防尿道炎。

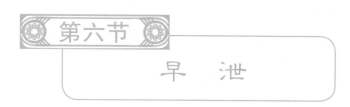

早　泄

症状

　　早泄是指阴茎插入阴道1分钟内，或在阴道内抽动不足15次就射精，不能进行正常性交活动的性功能障碍性疾病。常因精神因素、手淫恶习、疲劳过度及某些器质性病变引起。

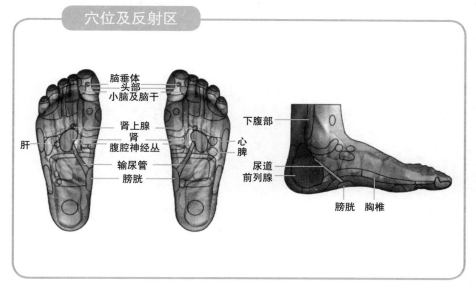

足部按摩方法

　　点按肾、肾上腺反射区各2分钟。点刮腹腔神经丛，并从足趾向足跟方向推按输尿管反射区各2分钟。点按膀胱，拇指推掌法推尿道反射区各2分钟。推按前列腺，由下向上推下腹部反射区各2分钟，刮动头部（大脑）反射区，点按小脑及脑干、脑垂体、心、脾、肝反射区各1分钟。捏按胸椎反射区1分钟。每日按摩2次。取双足，可由他人按摩，也可自己按摩。7日为1个疗程。

第九章　妇产科疾病的足疗法

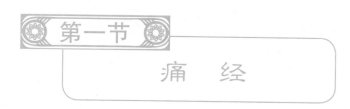

第一节

痛 经

症状

痛经是指妇女在经期或行经前后，出现周期性小腹疼痛、腰酸不适，或痛引腰骶，甚则剧痛昏厥。本病以青年女子较为多见，同时可见月经量少，或者经行不畅、经色紫暗有块、腰膝无力等症状。按照病因可分为原发性痛经和继发性痛经两种。

按摩取穴

▶ 经穴：涌泉、大敦、太冲、行间、水泉、三阴交、太溪、照海

▶ 奇穴：28号穴、平痛穴

穴位及反射区

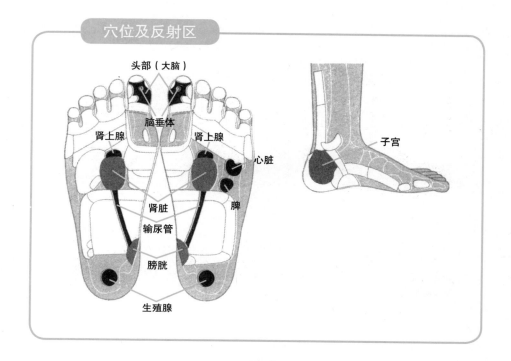

反射区

头部（大脑）、脑垂体、肾上腺、肾脏、输尿管、膀胱、心脏、脾、生殖腺、子宫

足部按摩方法

1. 用力点按涌泉、大敦、太冲、行间、三阴交、太溪、照海、水泉、28号穴等穴，各1～2分钟，掐点足底平痛穴。

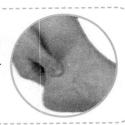

2. 持续用拇指指端点法、食指指间关节点法、拇指关节刮法、按法、拳刮法、拇指推法、擦法、拍法等用于相应反射区，各操作3～5分钟，以局部胀痛为佳，重点在生殖腺、子宫、肾反射区。

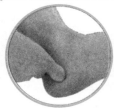

食指指间关节点法刮法

3. 重点足跟，捻摇各指。

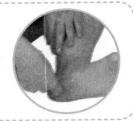

4. 发病时的按摩手法应有力深透，平时可以适度手法操作以起到保健预防作用。

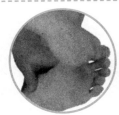

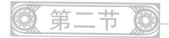

月经不调

症状

月经不调是指月经周期或者月经量异常。其中月经周期提前7天以上，甚至一月两次，称为经早；月经周期推迟7天以上，甚至四五十天一潮，称为经迟；月经周期或提前或延后7天以上者，统称为经乱。

按摩取穴

▶ 经穴：三阴交、太溪、太冲、行间、然谷、照海、足临泣、水泉

▶ 奇穴：八风

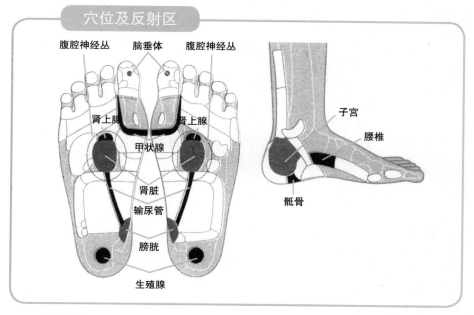

穴位及反射区

腹腔神经丛　脑垂体　腹腔神经丛

肾上腺　　　肾上腺

甲状腺

肾脏

输尿管

膀胱

生殖腺

子宫

腰椎

骶骨

反射区

肾脏、肾上腺、输尿管、膀胱、脑垂体、甲状腺、生殖腺、子宫、

腹腔神经丛、腰椎、骶骨

足部按摩方法

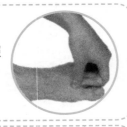

1. 点揉三阴交、太溪、太冲、行间、然谷、照海、足临泣、水泉等穴，各1~3分钟，点掐八风。

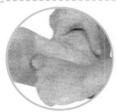

食指关节刮法

2. 持续用拇指指端点法、食指指间关节点法、拇指关节刮法、按法、食指关节刮法、双指关节刮法、拳刮法、拇指推法、擦法、拍法等作用于相应反射区，各操作3~5分钟，以局部胀痛为佳。

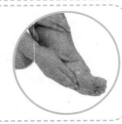

3. 擦足心、足跟。

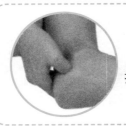

4. 患此病者，按摩手法宜中度而持续，如有持续月经不调的现象，应做进一步检查。

日常保健

1. 平时缓解精神压力，可从事一些全身运动，如游泳。经期要防寒避湿，避免淋雨、凉水、游泳、喝冷饮等。尤其要防止下半身受凉，注意保暖。

2. 过度节食，嗜烟酗酒也会引起月经不调，要保持健康习惯，规律生活。

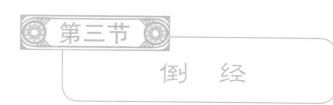

症状

在行经前1～11天，或正值经期，或在经后，出现规律性的鼻衄，甚则口中吐血者，称倒经，又叫做经行吐衄。表现为除阴道流血外，鼻子（或口腔）也会流少量的血，持续天数不等，多发于月经来潮前1～2天或行经期间，且像月经来潮似的具有周期性。

按摩取穴

▶ 经穴：内庭、昆仑、至阴、三阴交、隐白、足通谷，太冲、中都

▶ 奇穴：再生、膀胱区

穴位及反射区

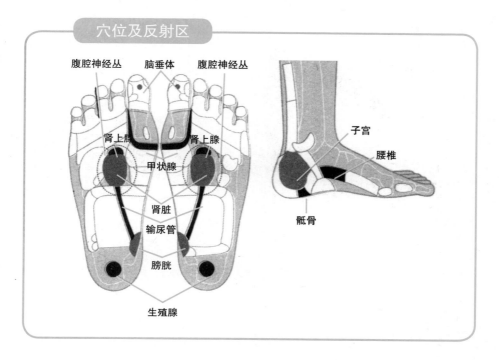

反射区

肾脏、肾上腺、输尿管、膀胱、脑垂体、甲状腺、生殖腺、子宫、腹腔神经丛、腰椎、骶骨

足部按摩方法

1. 持续点揉内庭、昆仑、三阴交、隐白、太冲、中都、足通谷、至阴、再生、膀胱区等穴，各1～3分钟。

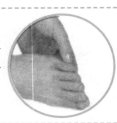

2. 持续用拇指指端点法、食指指间关节点法、拇指关节刮法、按法、食指关节刮法、双指关节刮法、拳刮法、拇指推法、擦法、拍法等用于相应反射区，各操作3～5分钟，以局部胀痛为佳。

拇指关节刮法

3. 患病期间，可经常用湿热毛巾擦足。

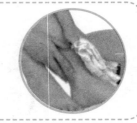

日常保健

患有倒经的青年女性，生活要有规律，要劳逸结合，情绪不要紧张，要保持心情愉快，在经期要避免剧烈运动和精神刺激。多吃蔬菜、水果和富含维生素的食物。忌食辛辣等刺激性强的食物。经常倒经的青年女性，最好到医院检查。若是子宫出现异位症，那么还应该进行进一步的治疗。

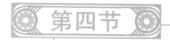

经行头痛

症状

经行头痛是指每逢经期，或行经前后，出现以头痛为主症的现象，可兼见头晕、目眩、心悸乏力或口苦心烦、小腹疼痛等症状。多见于育龄期妇女，亦可见于更年期尚未绝经者。本病治疗后效果较好，对顽固性头痛者要排除头部器质性病变。

按摩取穴

▶ 经穴：涌泉、解溪、太冲、三阴交、昆仑、申脉、金门、京骨、束骨、足通谷、足临泣、地五会、足窍阴、侠溪、行间

▶ 奇穴：24号穴、25号穴、26号穴

穴位及反射区

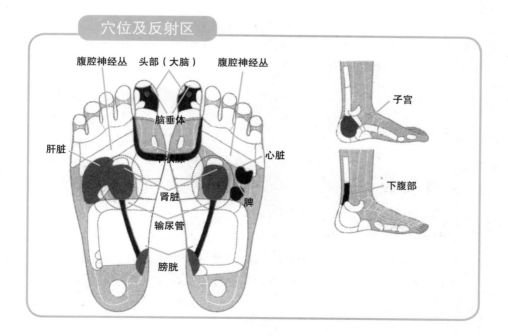

反射区

头部（大脑）、脑垂体、肾脏、输尿管、膀胱、心脏、肝脏、脾、下腹部、子宫、甲状腺、腹腔神经丛

足部按摩方法

1. 按揉涌泉、解溪、太冲、三阴交、昆仑、申脉、金门、京骨、束骨、足通谷、足临泣、地五会、足窍阴、侠溪、行间、24号穴、25号穴、26号穴、各2分钟左右。

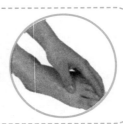

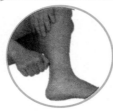

拇指关节刮法

2. 持续用拇指指端点法、食指指间关节点法、拇指关节刮法、按法、食指关节刮法、双指关节刮法、拳刮法、拇指推法、擦法、拍法等作用于相应反射区，各操作3~5分钟，以局部胀痛为佳。

3. 摇拔各趾，擦足心及足跟。

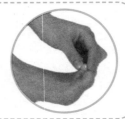

日 常 保 健

1. 如果有顽固性头痛并伴有恶心呕吐，特别是经期后持续头痛就应该进一步检查。

2. 情绪抑郁急躁、发怒都可诱发或加重本病。因此，平时应注意调节情绪，保持乐观。这样可防止肝火或肝旺引起的头痛。

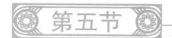

经行乳胀

症状

经行乳胀是指妇女每到行经前或正值经期、经后，出现乳房肿胀，或乳头发痒疼痛，甚则不能触衣的症状。同时多伴有胸肋胀闷，喜叹息，或目涩，咽干口燥，五心烦热的症状，是性成熟女性的常见病。经行乳胀往往在月经来临前3~7天发生。

按摩取穴

▶ 经穴：涌泉、行间、太冲、中都、三阴交

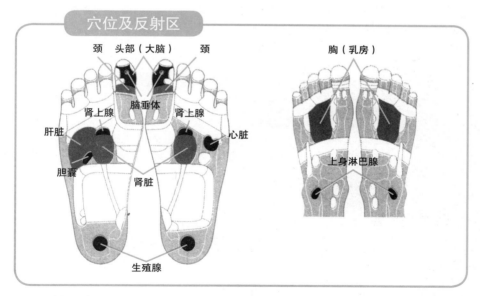

穴位及反射区

颈　头部（大脑）　颈　　　　胸（乳房）

脑垂体

肾上腺　　肾上腺

肝脏　　　　　　　　心脏

胆囊　　　　　　　　　　上身淋巴腺

肾脏

生殖腺

反射区

头部（大脑）、脑垂体、肾上腺、肾脏、胸（乳房）、颈、心脏、肝脏、胆囊、生殖腺、上身淋巴腺。

足部按摩方法

1. 点按涌泉、行间、太冲、中都、三阴交，各2~3分钟。

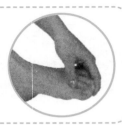

2. 持续用拇指指端点法、食指指间关节点法、拇指关节刮法、按法、食指关节刮法、双指关节刮法、拳刮法、拇指推法、擦法、拍法等作用于相应反射区，各操作3~5分钟，以局部胀痛为佳。

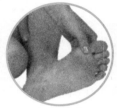

拇指推法

3. 在按摩操作中，可配合加用头部，胸部的相应穴区，亦可配合进行深呼吸、扩胸等动作。

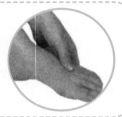

4. 按摩手法应由轻至重，自我活动幅度亦由小到大。

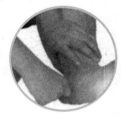

日常保健

1. 保持心情舒畅，情绪乐观，并注意充分休息。

2. 注意乳房保护，选择合适的文胸，并积极治疗乳房疾病，进行乳房保健按摩。

3. 饮食和生活有规律，多吃具有行气通经的食物，如橘子、丝瓜、荔枝、山药等，忌食刺激性食物。

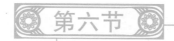

带下病

症状

带下病是指女子带下量明显增多，色、质、臭气异常；或伴小便不利，两足浮肿；或伴腰酸怕冷，腹痛便干等症状，临床上以白带、青带、黄带为常见。在经期前后、妊娠期间带下均可增多，这是正常生理现象。

按摩取穴

▶ 经穴：照海、三阴交、行间、蠡沟

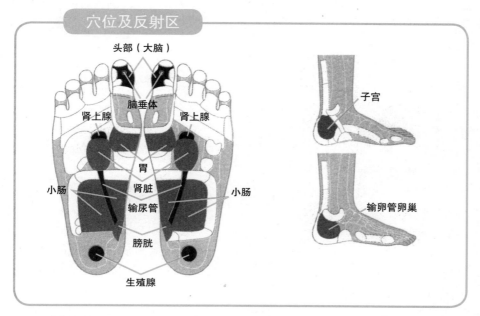

穴位及反射区

头部（大脑）
脑垂体
肾上腺   肾上腺
胃
肾脏
小肠   小肠
输尿管
膀胱
生殖腺

子宫

输卵管卵巢

反射区

头部（大脑）、脑垂体、肾上腺、肾脏、生殖腺、输卵管卵巢、子

宫、胃、小肠、输尿管、膀胱

足部按摩方法

1. 持续点揉照海、三阴交、行间、蠡沟两穴，各3分钟。

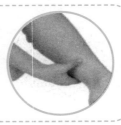

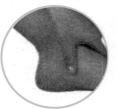

拇指推法

2. 持续用拇指指端点法、食指指间关节点法、拇指关节刮法、按法、食指关节刮法、双指关节刮法、拳刮法、拇指推法、擦法、拍法等手法作用于相应反射区，各操作3～5分钟，以局部胀痛为佳。

3. 重擦足心，拔摇各趾。

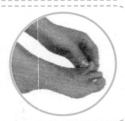

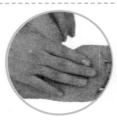

4. 按摩手法宜持续，用力适中，如有相应症状也可加穴区调治。

日 常 保 健

1. 平时应积极参加体育锻炼，增强体质，下腹部要注意保暖。

2. 饮食要有节制，避免伤及脾胃。

3. 经期禁止游泳，防止病菌上行感染。洗澡提倡淋浴，厕所改为蹲式，以防止交叉感染。

第七节

胎动不安

症状

胎动不安又称胎漏。临床常见妊娠期阴道少量出血，持续时间数日或数周，时下时上。也可表现为妊娠期仅有腰酸腹痛。或下腹坠胀，或伴有阴道少量出血的症状，经过治疗及休息，如胎儿存活，一般仍可继续妊娠。

按摩取穴

▶ 经穴：涌泉、太溪、至阴、照海

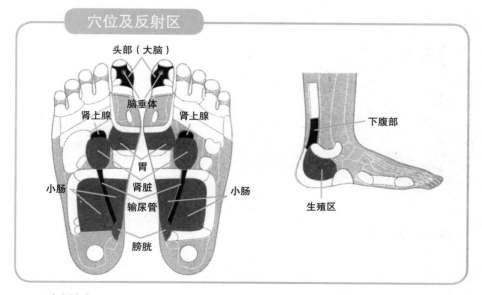

穴位及反射区

头部（大脑）
脑垂体
肾上腺　　肾上腺
胃
小肠　　肾脏　　小肠
输尿管
膀胱

下腹部
生殖区

反射区

头部（大脑）、脑垂体、肾上腺、肾脏、胃、小肠、生殖区、输尿管、膀胱、下腹部

足部按摩方法

1. 按揉涌泉、太溪、至阴、照海，各1～2分钟。

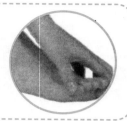

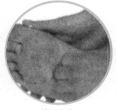

拳刮法

2. 持续用拇指指端点法、食指指间关节点法、拇指关节刮法、按法、食指关节刮法、双指关节刮法、拳刮法、拇指推法、擦法、拍法等作用于相应反射区，各操作3～5分钟，以局部胀痛为佳。

3. 除按摩外，也可于相应穴区温灸。

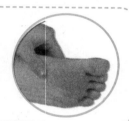

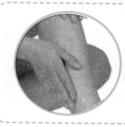

4. 按摩手法一定要迅速灵活、轻巧、不能突然用力。同时采取相应措施及时到专科诊治。

日常保健

造成胎动不安的主要原因有：遗传基因的缺陷、外界不良因素的影响、内分泌功能失调、生殖器官畸形、母子血型不和等。中医认为此症主要与肾气不足、气血虚弱、等因素有关。大部分胎动不安都是因为劳累过度或体质虚弱导致的。

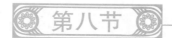

第八节

胎位不正

症状

　　胎儿分娩前，以枕前位占绝大多数，枕先露为正常胎位。除此之外，枕后位、臀位、横位、臂位均属胎位不正。如果在产前检查时发现，应及时纠正复位，以免生产时出现难产。所以在分娩前使胎儿处于正常体位是保证顺利分娩的条件之一。

按摩取穴

　▶ 经穴：至阴、涌泉、三阴交

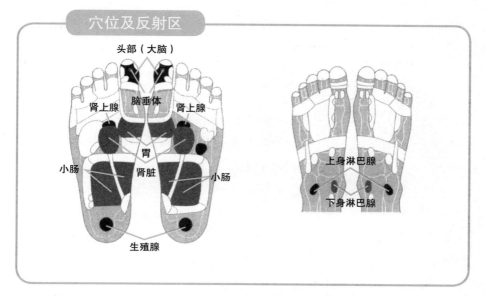

穴位及反射区

　头部（大脑）

　脑垂体

　肾上腺　　肾上腺

　胃

　小肠　肾脏　　小肠

　生殖腺

　上身淋巴腺

　下身淋巴腺

反射区

　　头部（大脑）、脑垂体、肾上腺、肾脏、脾、胃、小肠、生殖腺、上身淋巴腺、下身淋巴腺。

足部按摩方法

1. 擦捻足部至阴、涌泉穴、三阴交至发热，亦可熏灸。

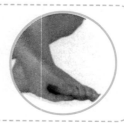

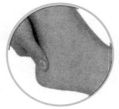

拇指推法

2. 持续用拇指指端点法、食指指间关节点法、拇指关节刮法、按法、食指关节刮法、双指关节刮法，拳刮法、拇指推法、擦法、拍法等作用于相应反射区，各操作3～5分钟，以局部胀痛为佳。

3. 擦热足心，摩运足跟。可用温热水浴脚底再按摩。

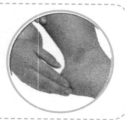

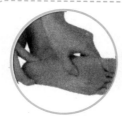

4. 注意脚底保温，手法宜轻快，不能重滞用力过猛。按摩时患者宜精神放松，不要过分紧张。

日常保健

1. 羊水过多或孕妇腹壁松弛，会使胎儿在官腔内的活动范围过大。

2. 子宫畸形、胎儿畸形、多胎、羊水过少等，会使胎儿在官腔内的活动范围变小。

3. 骨盆狭窄、胎儿巨大等也可造成胎位不正。

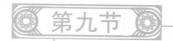

妊娠呕吐

症状

妊娠早期，出现晨起恶心呕吐、头晕厌食、倦怠，或呕吐酸水、苦水、胸满胁痛、嗳气叹息、口苦心烦的症状为常有的反应。偶有少数孕妇反应严重，恶心呕吐频繁，不能进食，以致影响身体健康。一般3个月后即可逐渐消失。

按摩取穴

▶ 经穴：冲阳、太白、隐白、内庭、公孙

▶ 奇穴：8号穴、10号穴、19号穴

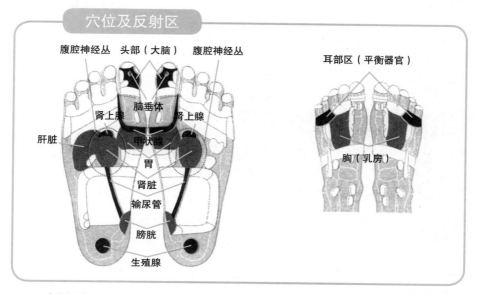

穴位及反射区

腹腔神经丛　头部（大脑）　腹腔神经丛

耳部区（平衡器官）

脑垂体
肾上腺　　肾上腺
肝脏　　甲状腺
胃
肾脏
输尿管
膀胱
生殖腺

胸（乳房）

反射区

头部（大脑）、脑垂体、肾上腺、肾脏、甲状腺、胸（乳房）、腹腔神经丛、肝脏、胃、输尿管、膀胱、生殖腺、耳部区（平衡器官）。

足部按摩方法

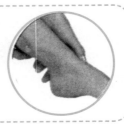

1. 按揉冲阳、太白、隐白、内庭、公孙、8号穴、10号穴、19号穴，各1~2分钟。

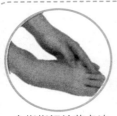

食指指间关节点法

2. 持续用拇指指端点法、食指指间关节点法、拇指关节刮法、按法、食指关节刮法、双指关节刮法、拳刮法、拇指推法、擦法、拍法等手法作用于相应反射区，各操作3~5分钟，以局部胀痛为佳。

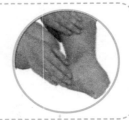

3. 擦热足心。

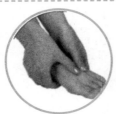

4. 按摩前应先用净水浴足。按摩时的手法要持续和缓，以免对胎儿造成不良影响。

日常保健

避免使孕妇闻到异味。调整饮食，少食多餐，适当增加酸味、咸味和有助于消化吸收的食物。饮食忌辛辣、油腻，不可盲目追求高营养。

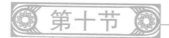

产后便秘

症状

产后便秘指产后大便艰涩，或数日不解或排便时干燥疼痛，难以解出。系产后失血，津液消耗不能濡润肠道，以致肠燥便难。大多数产妇在产后头几天往往会发生便秘。这虽不是大病，但也颇不舒服，还会引起腹胀，食欲下降。

按摩取穴

▶ 经穴：涌泉、照海、大钟、三阴交、解溪、大都、太白、商丘

▶ 奇穴：炉底三针

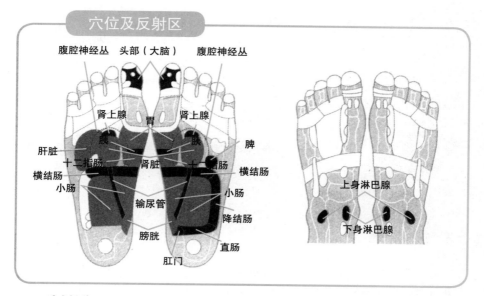

穴位及反射区

腹腔神经丛　头部（大脑）　腹腔神经丛

肾上腺　　　胃　　肾上腺
　　　胰　　　　胰　　脾
肝脏
十二指肠　　　肾脏　　　升结肠
横结肠　　　　　　　　横结肠
小肠　　　　　　　　小肠
　　　　　输尿管　　降结肠
　　　膀胱　　　　直肠
　　　　　肛门

上身淋巴腺

下身淋巴腺

反射区

头部（大脑）、肾上腺、肾脏、输尿管、膀胱、脾、胃、肝脏、

十二指肠、小肠、直肠、肛门、腹腔神经丛、横结肠、降结肠、胰、上身淋巴腺、下身淋巴腺。

足部按摩方法

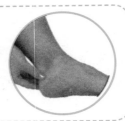

1. 持续按揉涌泉、照海、大钟、三阴交、解溪、大都、太白、商丘、炉底三针穴，各2分钟。

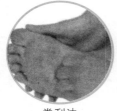

拳刮法

2. 持续用拇指指端点法、食指指间关节点法、拇指关节刮法、按法、食指关节刮法、双指关节刮法、拳刮法、拇指推法、擦法、拍法等作用于相应反射区，各操作3~5分钟，以局部胀痛为佳。

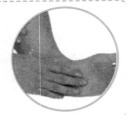

3. 擦推足心。反复持续操作，手法适中。

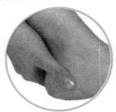

4. 需要特别提示的是，在按摩十二指肠等肠反应区时，要依照肠的蠕动方向对反射区进行点揉。

日常保健

产褥期作为一个特殊时期，体内孕激素急剧下降，再加上新生命的到来，这些给新妈妈带来种种不适应。新妈妈应学会尽快转变角色，比如过去不爱吃蔬菜、喝汤，那么现在就需要改变。

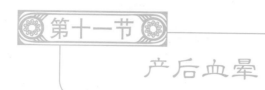

第十一节 产后血晕

症状

产妇分娩以后，突然头晕眼花，不能坐起或心胸满闷，恶心呕吐，痰涌气急，心烦不安；严重者面色苍白，冷汗淋漓，猝然晕厥，心悸、惯闷不适，渐至昏不知人，甚则四肢冰冷，舌淡无苔，脉微欲绝或浮大而虚。

按摩取穴

▶ 经穴：太冲、申脉、足通谷、昆仑、涌泉、解溪、三阴交
▶ 奇穴：8号穴、3号穴、清头1

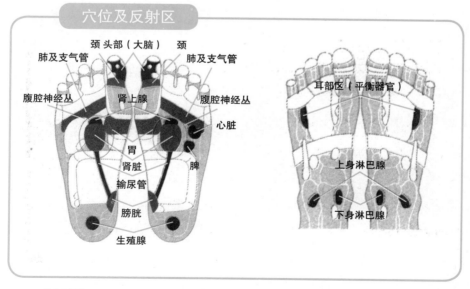

穴位及反射区

反射区

头部（大脑）、颈、肾上腺、肾脏、心脏、输尿管、膀胱、脾、胃、肺及支气管、生殖腺、腹腔神经丛、下身淋巴腺、上身淋巴腺、耳部区

（平衡器官）。

足部按摩方法

1. 持续点揉太冲、申脉、足通谷、昆仑、涌泉、解溪、三阴交、8号穴、3号穴、清头1，各1～2分钟。

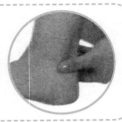

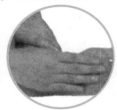

擦法

2. 持续用拇指指端点法，食指指间关节点法、拇指关节刮法、按法、食指关节刮法、双指关节刮法、拳刮法、拇指推法、擦法、拍法等作用于相应反射区，各操作3～5分钟，以局部胀痛为佳。

3. 揉足跟、擦足心，足跟及内外踝部至热，可用足部踩法施于足跟等部位。

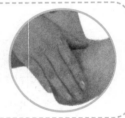

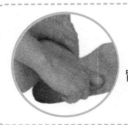

4. 发作时可中度手法持续操作，缓解后可于胃、肾、生殖区反复操作，手法适中以巩固疗效。

日常保健

可用药膳调理 佛手山楂元胡汤：佛手6克，山楂10克，元胡6克，水煎取汁服用，每日一剂；桃仁粥：桃仁15克捣烂，加水浸泡，去渣留汁。粳米50克煮粥，待粥半熟时加入桃仁和少许红糖，炖至粥熟即可，每日晨起食之。

第十二节

产后排尿异常

症状

指产后小便不通，小腹胀急，难以忍受，坐卧不安。或小便次数增多，甚则日夜数十次；或排尿不能自行控制，或排尿淋漓带有血丝等。临床常见的排尿异常包括尿路刺激症状、尿频、尿急、尿痛和尿意不尽的感觉，通常是合并存在。

按摩取穴

▶ 经穴：涌泉、行间、照海、太溪、大钟、大敦、水泉、然谷、蠡沟

▶ 奇穴：足后四白穴、14号穴

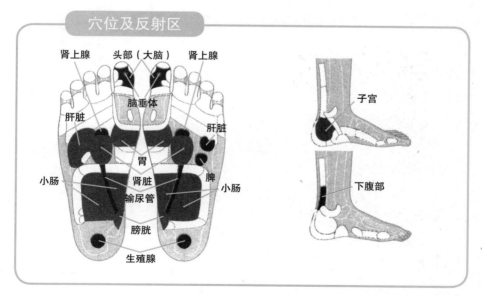

穴位及反射区

反射区

头部（大脑）、脑垂体、肾上腺、肾脏、输尿管、膀胱、心脏、肝

脏、脾、胃、下腹部、小肠、生殖腺、子宫。

足部按摩方法

1. 可选择点揉涌泉、行间、照海、太溪、大钟、大敦、水泉、足后四白穴、然谷、蠡沟、14号穴等穴，各1～3分钟。

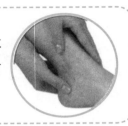

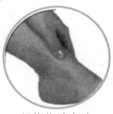

2. 持续用拇指指端点法、食指指间关节点法、拇指关节刮法、按法、食指关节刮法、双指关节刮法、拳刮法、拇指推法、擦法、拍法等手法作用于相应反射区，各操作3～5分钟，以局部胀痛为佳。

拇指指端点法

3. 推脚底掌侧正中线，拔摇各趾。

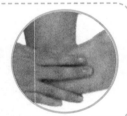

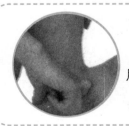

4. 按摩手法适当而持续。如有其他症状可加用相应穴区。

日常保健

1. 排尿异常要吃低盐食品，不要在饭菜中放太多盐。

2. 如果是尿道炎症引起的尿液异常，要多喝水。

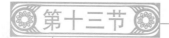

盆腔炎

症状

盆腔炎是妇女盆腔内的生殖器官（子宫、输卵管、卵巢）及其周围结缔组织发生炎症的总称，炎症可局限于一个部位，也可几个部位同时发病。急性发病时，有发热、下腹痛和局部触痛症状。转为慢性时，则有腰酸、月经不调和不孕等症状。

按摩取穴

▶ 经穴：涌泉、行间、中封、太冲、太溪、照海

▶ 奇穴：八风

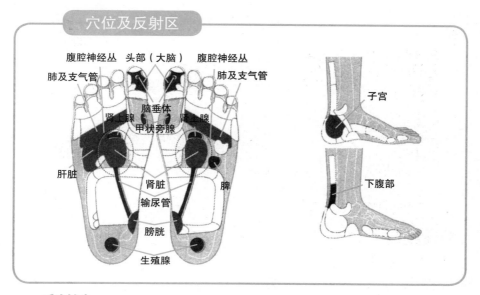

穴位及反射区

反射区

头部（大脑）、脑垂体、肾脏、肾上腺、输尿管、膀胱、肺及支气

管、甲状腺、子宫、腹腔神经丛、下腹部、肝脏、脾、生殖腺。

足部按摩方法

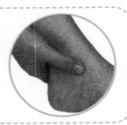

1. 点揉涌泉、行间、中封、太冲、太溪、照海等穴，各1～3分钟，点掐八风。

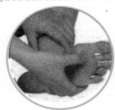

拇指指端点法

2. 持续用拇指指端点法、食指指间关节点法、拇指关节刮法、按法、食指关节刮法、双指关节刮法、拳刮法、拇指推法、擦法、拍法等作用于相应反射区，各操作3～5分钟，以局部酸胀为佳。

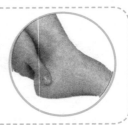

3. 急性炎症手法宜有力深透；慢性可持续适中。

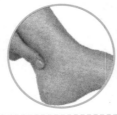

4. 视具体情况可加用相应穴区，按摩手法宜由轻到重。

日常保健

应选择口味清淡的食品，少吃油腻食品，选择菜肴及药膳的结合。宜以清热、解毒、散结的中药为主。配以富含维生素、蛋白质等微量元素的食品。

第十四节
更年期综合症

症状

在女性绝经期出现暂时的类似自主神经功能紊乱的症状，称为更年期综合征，多见于50~60岁。因为女性在这个年龄，体内的激素分泌平衡被打乱，黄体酮分泌减少，因而会出现诸如头晕目眩、骤然汗出、心悸失眠、烦躁易怒、月经周期紊乱、乳房胀痛、纳差、便溏等症状。

穴位及反射区

脑垂体
头部
肾上腺
肾
腹腔神经丛
输尿管
膀胱
生殖腺
卵巢
尿道
子宫
膀胱

足部按摩方法

点按肾、肾上腺反射区各2分钟。点刮腹腔神经丛，并从足趾向足跟方向推按输尿管反射区各2分钟。点按膀胱，拇指推掌法推尿道反射区各2分钟。推子宫、卵巢反射区各2分钟。点按脑垂体、生殖腺反射区各1分钟。刮动头部（大脑）反射区1分钟。每日按摩2次。取双足，可由他人按摩，也可自己按摩。7日为1个疗程。

第十章　皮肤科疾病的足疗法

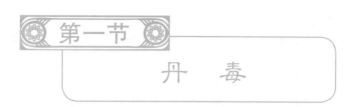

第一节

丹　毒

症状

　　发病较急，好发于头面部和下肢。系由A组B型溶血链球菌引起的急性化脓性真皮炎症。炎症呈片状红疹，鲜红似玫瑰色，表面皮紧发亮，周围范围清楚，用手指轻压，红色即可消退，除去压力，红色很快恢复。局部淋巴结常肿大，疼痛。有时皮损表面可出现大小水泡，壁较厚，内容混浊，自觉灼热疼痛。

按摩取穴

▶ 经穴：涌泉、侠溪、厉兑、行间、隐白、太白、申脉

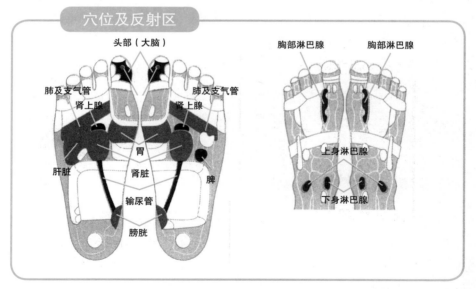

穴位及反射区

头部（大脑）
肺及支气管　　肺及支气管
肾上腺　　肾上腺
胃
肝脏　　肾脏　　脾
输尿管
膀胱

胸部淋巴腺　　胸部淋巴腺
上身淋巴腺
下身淋巴腺

反射区

大脑、脑垂体、肝脏、脾、肺及支气管、肾脏、肾上腺、胃、膀

胱、输尿管、上身淋巴腺、下身淋巴腺、胸部淋巴腺。

足部按摩方法

1. 重点涌泉穴，点揉侠溪、厉兑、行间、隐白、太白、申脉等穴，各1～3分钟。

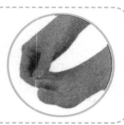

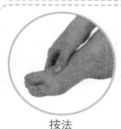

按法

2. 用拇指指端点法、食指指间关节点法、拇指关节刮法、按法、食指关节刮法、双指关节刮法、拳刮法、拇指推法、擦法、拍法等作用于相应反射区，各操作3～5分钟，以局部酸痛为佳，掐趾甲根。

3. 在按摩前，也可用热水浴足。

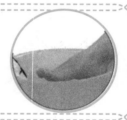

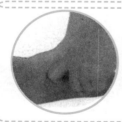

4. 按摩手法宜有力深透，这样可以加速毒素排出，以协助药物发挥更好的效果。

日常保健

1. 患者要注意卧床休息，有条件的家庭要暂时将患者与家人分开，因丹毒属接触性传染。

2. 病人发热至38.5℃以上，可用冷毛巾湿敷头部，或枕冰袋（热水袋灌上冰水），同时可根据医嘱服退热药物。

3. 因丹毒有传染性，所以接触病人后一定要用肥皂洗净双手。

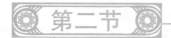

神经性皮炎

症状

　　神经性皮炎是一种局限性皮肤神经功能障碍性皮肤病，又叫慢性单纯苔藓。常发生于颈侧、项部、背部、腋窝等部，初起时局部阵发性剧痒，由于搔抓或摩擦等机械性刺激，皮肤迅速出现苔藓样变。反复发作，拖延难愈。

按摩取穴

▶ 经穴：三阴交、隐白、公孙、京骨、解溪、太溪

▶ 奇穴：8号穴、11号穴、27号穴

穴位及反射区

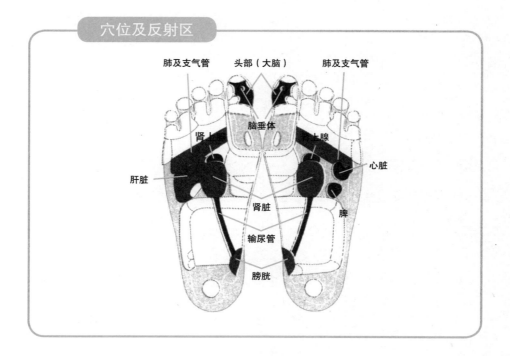

肺及支气管　　头部（大脑）　　肺及支气管

脑垂体

肾上腺

肝脏

心脏

肾脏

脾

输尿管

膀胱

反射区

头部（大脑）、脑垂体、肝脏、脾、肺及支气管、肾脏、肾上腺、心脏、输尿管、膀胱。

足部按摩方法

1. 点按三阴交、隐白、公孙、京骨、解溪、太溪、8号穴、11号穴、27号穴、各2～3分钟。

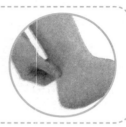

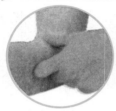

食指关节刮法

2. 用拇指指端点法、食指指间关节点法、拇指关节刮法、按法、食指关节刮法、双指关节刮法、拳刮法、拇指推法、擦法、拍法等手法作用于相应反射区，各操作3～5分钟，以局部酸痛为佳。

3. 在采用按摩治法的同时，也可采用足浴疗法，即直接用有关药水洗患处，浴后充分擦干，患部避免过多的机械刺激。

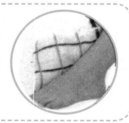

日 常 保 健

1．少吃海鲜、羊肉等食物，多吃水果和蔬菜，避免饮酒和食用刺激性的食物。

2．应养成良好的卫生习惯，经常用活水做局部清洗。

3．不宜穿过硬的内衣，以免刺激皮肤。

4．每日进行面部按摩，保持气血流畅。

5．忌用激素类药物外涂。

第三节
过敏性皮炎

症状

过敏性皮炎是皮肤病中一大类病症，症状可有红肿、痒、痛，尤以瘙痒最为明显，最让人烦恼。皮肤受到刺激而产生红痒、疹子，为皮肤的初期症状，如果发生在脸部，接着就会产生磷屑；如果是发生在身体四肢，则会有粗厚的圆点突起。同时由于气候变化或洗脸次数多等原因都会引起过敏性皮肤炎。

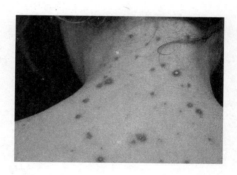

过敏性皮炎如用传统的控制方法治疗，如激素类、抗组胺类、消炎类药物治疗，一时见轻，但过一段时间病情又会加重，这样反复形成恶性循环。

过敏体质在首次接触过敏源时，会产生相应的抗体，抗体固定于皮肤、黏膜组织中，当再次遇到同样的过敏源，则会导致肥大细胞、嗜碱细胞脱颗粒，释放组胺、5—羟色胺等过敏反应介质，过敏即可发生。例如对药物、食物、化纤衣物、塑料等过敏。

▶ 反射区：膀胱、输尿管、肾脏、肾上腺、甲状旁腺、肝脏、内脏

▶ 穴位：太冲、至阴

日常保健

1. 忌吃容易引起过敏的食物，如牛奶、虾蟹、甲鱼等。

2. 忌吃各种辛辣刺激性食物。

3. 忌吃油炸、肥腻食物，如动物内脏、奶油、巧克力。

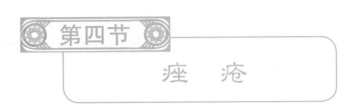

第四节

痤 疮

症状

痤疮多见于青年男女的面部，好发部位、眼眉外端、鼻根部、前额及耳后。典型损害为针头大小，顶端呈黑色的丘疹。常于感染后发生脓疮，亦可残留细碎瘢痕。俗称"青春痘"、"暗疮"或者"粉刺"。

按摩取穴

▶ 经穴：申脉、足窍阴、内庭、三阴交

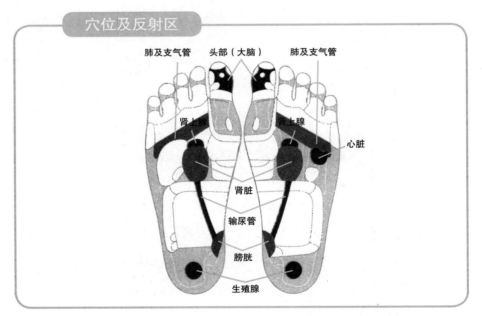

穴位及反射区

反射区

肾脏、肾上腺、肺及支气管、心脏、头部（大脑）、生殖腺、膀胱、输尿管。

足部按摩方法

1. 点掐足窍阴穴，揉内庭、三阴交、申脉等穴。

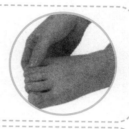

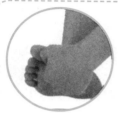

拇指关节刮法

2. 用拇指指端点法，食指指间关节点法、拇指关节刮法、按法、食指关节刮法、双指关节刮法、拳刮法、拇指推法、擦法、拍法等手法作用于相应反射区，各操作3～5分钟，以局部酸痛为佳。

3. 在按摩同时，也可用相关药水浴足，按摩时的手法宜中度持续。

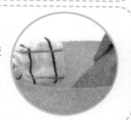

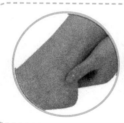

4. 要注意按指导调节饮食起居结构，禁食辛辣性、刺激性食物。亦可加用胃及循环系统相应穴区以调整治疗。

日常保健

1．养成规律的生活习惯，尽量不要熬夜，避免因情绪和压力造成失眠。

2．保持饮食均衡，在长有青春痘的时候，要尽量少吃或不吃辛辣的食物，不吃强刺激性的食物和酒精类的食物。

3．选择适宜的化妆、护理、清洁用品，洗脸次数以早晚各一次为宜。

4．要配合医生耐心地接受治疗。

第五节

疖　病

症状

疖是指单个毛囊以及它所属的皮脂腺的急性化脓性感染，以局部皮肤出现红、肿、疼痛的小硬结为其主要特征。疖病是指多个疖同时或者反复出现在身体的各个部位。疖病经常发生于幼儿或者营养不良的人身上。

按摩取穴

▶ 经穴：公孙、太冲、厉兑、大都、足窍阴

穴位及反射区

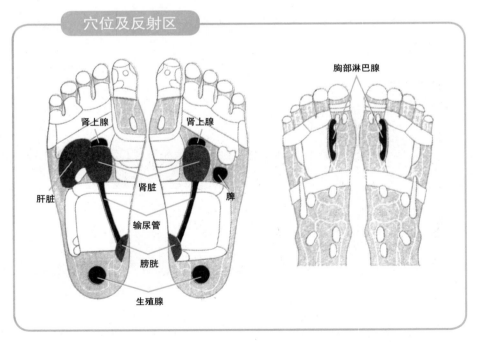

反射区

肾脏、肾上腺、输尿管、膀胱、生殖腺、肝脏、脾、胸部淋巴腺。

足部按摩方法

1. 点按公孙、太冲、厉兑、大都、足窍阴等穴，各1～3分钟。

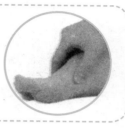

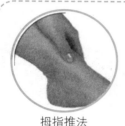

拇指推法

2. 用拇指指端点法、食指指间关节点法、拇指关节刮法、按法、食指关节刮法、双指关节刮法、拳刮法、拇指推法、擦法、拍法等手法作用于相应反射区，各操作3～5分钟，以局部酸痛为佳。

3. 按摩手法宜深透持久，如并发他症可据变化加用相关穴区。

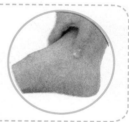

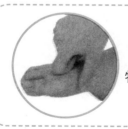

4. 按摩相应反射区可加速毒素排出，以协助药物发挥更大作用。

日常保健

如果用药得当，并将内衣及被褥同时洗净，而且做必要的消毒处理，那么疖疮是容易根治的。

第六节

带状疱疹

症状

带状疱疹又称为蛇丹、缠腰火丹、蛇串疮，是由病毒引起的疱疹性皮肤病。男女均可发生。发病前常有局部皮肤灼热刺痛感，经1～3后发出皮疹，有的刺痛和皮疹同时发生。皮疹为簇集成群的大小水疱，表面形如珍珠，基底发红，排列成带片状。一般为单侧分布，不超过躯体中线，偶尔呈对称性，以胸部肋间神经分布区、腹部和面部三叉神经分布区为多见。如角膜受到损害，有致盲的危险。

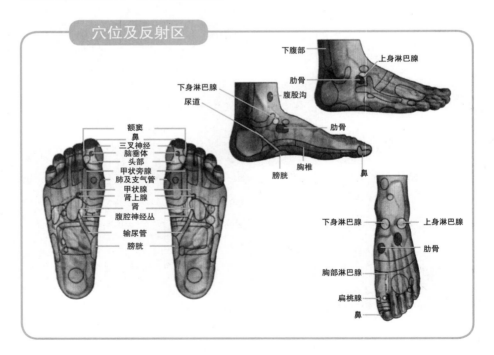

穴位及反射区

足部按摩法

点按肾、肾上腺反射区各2分钟。

点刮腹腔神经丛，并从足趾向足跟方向推按输尿管反射区各2分钟。

点按膀胱，拇指推掌法推尿道反射区各2分钟。

推鼻反射区，从足外侧向足内侧推按肺，刮动支气管反射区各2分钟。

点按脑垂体反射区，捏按甲状旁腺反射区，刮动甲状腺反射区各1分钟。

推按胸椎、胸部淋巴腺、肋骨反射区，点按扁桃腺，上、下身淋巴腺反射区1分钟。每日按摩2次。取双足，可由他人按摩，也可自己按摩。7日为1个疗程。

日 常 保 健

平时生活起居安定，合理安排饮食时间，注意饮食卫生。精神放松，保持平稳的心态，劳逸结合，适当进行体育锻炼。

❶ 忌食辛辣温热食物酒、烟、生姜、辣椒、羊肉、牛肉及煎炸食物等辛辣温热之品，食后易助火生热。中医认为，本病为湿热火毒蕴结肌肤所生，故该病患者应忌食上述辛辣致热食品。

❷ 慎食肥甘油腻之品肥肉、饴糖、牛奶及甘甜等食物，多具滋腻、肥甘壅塞之性，易使本病之湿热毒邪内蕴不达，病情缠绵不愈。

❸ 慎食酸涩收敛之品酸涩收敛之品有豌豆、芡实、石榴、芋头、菠菜等。中医认为，本病多属情志不畅，肝气郁结，久郁化火，复感毒邪而致，故治疗应以行气活血祛瘀为主。而上述酸涩收敛之品，易使气血不通，邪毒不去，疼痛加剧。

青春痘

症状

青春痘为青春期男女常见的慢性皮肤病，也叫粉刺。痛程长、易反复。皮脂腺分泌过多是其发病的主要原因。初起多为细小的黑头或白头粉刺，可挤出痘渣样的皮脂，继而发展为小脓疱或小结节，严重者可形成脓肿并伴有疼痛。女患者常伴有月经不调和月经前后皮疹增多加重。

穴位及反射区

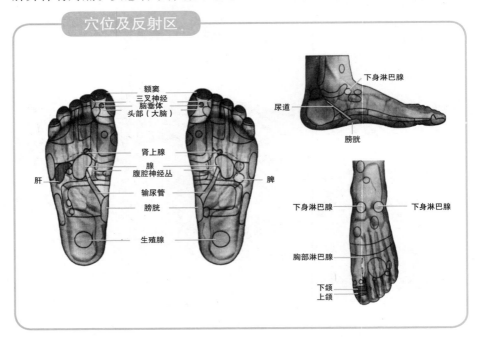

日常保健

注意保持清洁，对粉刺切勿挤压、按压或摩擦，少吃刺激性、高脂肪食物，勿用热水洗烫患处。

第十一章 其他常见病的足疗法

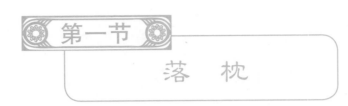

第一节

落 枕

症状

落枕又称"失枕"，是一种常见病，好发于青壮年，以冬春季多见。主要表现为晨起突感颈后部、上背部疼痛不适，多以一侧为重，有两侧都感到疼痛者，也有一侧重，一侧轻。多数患者因为昨夜睡眠位置欠佳，或者是睡姿没有发生变化。因为颈椎被固定在同一个姿势太久容易造成肌肉酸痛。所以，最好不要趴着睡或坐着睡。

▶ 反射区：膀胱、输尿管、肾脏、颈椎、尾骨、甲状旁腺

▶ 穴位：京骨、束骨、昆仑、申脉

穴位及反射区

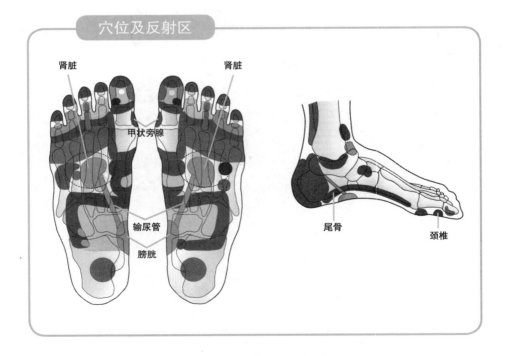

肾脏　　　　　　　　　肾脏

甲状旁腺

输尿管

膀胱

尾骨　　　　　颈椎

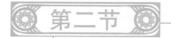

尿　床

症状

尿床就是遗尿症的俗称。是指3岁以上的小儿入睡后还不能控制排尿，从而不自觉地尿床。习惯性遗尿会使孩子虚弱，影响身体健康和智力发育，经常尿床还会给家庭带来烦恼。临床表现为：睡眠昏沉，难以叫醒，醒后不知；平时易出汗，尤其夜间出许多；睡觉姿势多为爬或蜷卧式；脾气古怪、胆小怕事、性格内向，做梦找厕所、冬天或阴雨天加重。

▶ 反射区：膀胱、输尿管、肾脏

▶ 穴位：至阴、照海、大钟

穴位及反射区

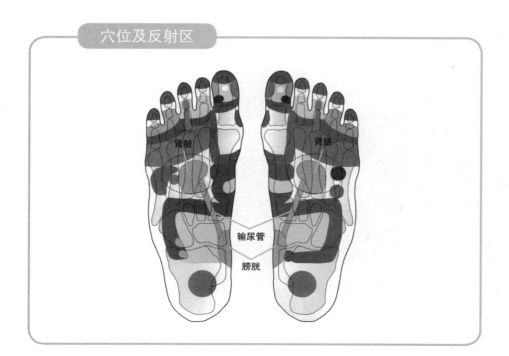

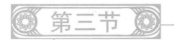

第三节

肾性水肿

症状

　　由于肾脏功能障碍造成的机体水肿称为肾性水肿。肾性水肿原因一般分为两类：一是肾小球滤过下降，而肾小管对水钠重吸收尚好，从而导致水钠潴留，此时常伴有全身毛细血管通透性增加，因此组织间隙中水份潴留，此种情况多见于肾炎。另一种原因是，由于大量蛋白尿导致血浆蛋白过低所致。

　　肾性水肿好发于组织疏松处，如眼睑。重者全身水肿或并有胸水、腹水。

　▶ 反射区：膀胱、输尿管、肾脏、肾上腺、心脏、淋巴腺
　▶ 穴位：照海、太溪、水泉

穴位及反射区

肾脏　　　　肾脏

肾上腺　　　心脏

输尿管

膀胱

下身淋巴腺

上身淋巴腺

胸部淋巴腺

第四节

尾骨痛

症状

尾骨痛，从广义上来讲，是临床上各种原因如尾骨或骶尾关节的损伤、感染、肿瘤、分娩后、肛门直肠术后、妇科手术以及尾骨周围部位自发性疼痛的综合症。

这种综合症一般无明显的外伤史，中年女性多见。由于此病的病程比较长，症状消失也很慢，所以患者一定要有耐心，循序渐进地治疗，不要"病急乱投医"。

具体治疗可采用改变坐姿的办法，即尽量用大腿坐，以减少臀部的持重和压力；坐时可用气垫、气圈将痛处腾空，以防止局部压迫，从而缓解疼痛。

▶ 反射区：尾骨、颈椎、颈反射点、甲状旁腺

▶ 穴位：金门

穴位及反射区

甲状旁腺

颈反射点

尾骨

颈椎

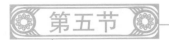

腱鞘炎

症状

腱鞘就是套在肌腱外面的双层套管样密闭的滑膜管，是保护肌腱的滑液鞘。它分两层包绕着肌腱，两层之间一空腔即滑液腔，内有腱鞘滑液。内层与肌腱紧密相贴，外层衬于腱鞘纤维里面，共同与骨面结合，具有固定、保护和润滑肌腱，使其免受摩擦或压迫的作用。肌腱长期在此过度摩擦，即可发生肌腱和腱鞘的损伤性炎症，引发肿胀，这种情况便称为腱鞘炎。若不治疗，便有可能发展成永久性活动不便。

随着计算机的普及，拇指腱鞘炎是一种伴随而来的新型职业病。如果你的手会出现"喀"的响声，就要注意不可使用同一手指敲打计算机键盘，也要避免用手指去提过重的东西。

▶ 反射区：甲状旁腺、手或脚患病周围。

穴位及反射区

甲状旁腺

第六节

肩 痛

症状

　　无论是因为提重物或者姿势不良而造成的肩部不适，只要发生轻微的肩痛症状，就要做相应的处理，不可任其恶化。因为肩部活动会影响双手活动。所以首先应找出肩痛的原因。例如，肩周炎就有可能造成肩痛。肩周炎为肩关节周围软组织退行性、炎症性病变，冬天肩部受凉容易引发。主要表现为肩臂疼痛，活动受限，以夜间安静时疼痛加重为特征，此病多可自愈。但肩痛并非皆是肩周炎引起，其他疾病也常引起肩痛，千万莫麻痹大意而贻误了病情。

　　▶ 反射区：甲状旁腺、肩反射点、内髋节骨、肋骨、肩胛骨。

　　▶ 穴位：斤埔、丘墟、条口

穴位及反射区

甲状旁腺

肩胛骨

肋骨

内髋节骨

第七节

脚背痛

症状

脚背是很容易不经意就受伤的地方，被东西砸到或者扭到就会使脚背受创。长途中因身体循环较差，脚背容易有肿胀现象。也有可能是睡觉姿势导致脚背面的软组织受压迫而缺血不适。或者是最近做某些运动时导致脚背软组织用力过度有点受伤，睡觉时一直不动就会感觉出来，动了以后血流恢复正常就可以缓解。

▶ 反射区：甲状旁腺

▶ 穴位：解溪、商丘、内庭、厉兑、侠溪、足临泣、阳辅、陌谷、京骨

穴位及反射区

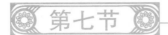

甲状旁腺

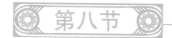

脱 发

症状

脱发是一种常见的皮肤病，有许多人包括很多医生总把脂溢性脱发与男性型脱发混为一谈，其实这是一种混淆不清的谬误，因为脂溢性脱发除了有与男性型脱发相同的雄性激素水平异常的原因外，还具有其本身所独有的原因和特征。脂溢性脱发是在皮脂溢出过多的基础上发生的一种脱发，其症状为患者头皮脂肪过量溢出，常伴有头屑增多，头皮油腻，瘙痒明显。多发生于皮脂腺分泌旺盛的青壮年。患者一般头发细软，有的还伴有头皮脂溢性皮炎症状。开始逐渐白头顶部脱发，蔓延及额部，继而弥漫于整个头顶。头皮油腻而亮红，结黄色油性痂。

多数患者是精神压力过大，或家族遗传。

▶ 反射区：膀胱、输尿管、肾脏、肾上腺、脑下垂体、肝脏、胆、甲状腺、甲状旁腺、淋巴腺。

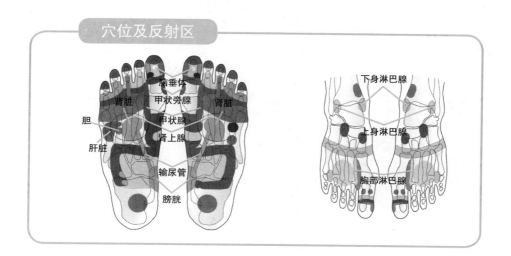

穴位及反射区

脑垂体
肾脏　甲状旁腺　肾脏
胆　甲状腺
肝脏　肾上腺
输尿管
膀胱

下身淋巴腺
上身淋巴腺
胸部淋巴腺

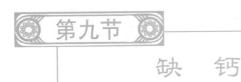

第九节

缺 钙

症状

钙是构成牙齿和骨骼的主要成分，也是维持细胞功能结构的重要物质，与心脏搏动、神经传导、血液凝固和肌肉收缩都有密不可分的关系。缺钙会容易疲劳、抽筋、骨质疏松。

怎么知道自己是否缺钙呢？科学且简单的方法是去医院作血钙含量测定。正常人的血钙维持在2.18~2.63毫摩尔/升（9~11毫克/分升），如果低于这个范围，则认定为缺钙。但对于60岁以上的老年人，由于生理原因，老年人甲状腺激素长期代偿性增高，引起了"钙搬家"，使血钙增高，这样，测量结果就不能真实反映体内钙的含量。此时，就应进行骨密度测量。

一般情况下，青壮年都有繁重的生活压力，紧张的生活节奏往往使他们疏忽了身体上的一些不适，加上该年龄段缺钙又没有典型的症状，所以很容易掩盖病情。当有经常性的倦怠、乏力、抽筋、腰酸背疼、易过敏、易感冒等症状时，就应怀疑是否缺钙。

▶ **反射区：**脑部、脑垂下体、甲状腺、甲状旁腺

日 常 保 健

1. 忌吃多糖类食物，糖会影响钙质的吸收。

2. 忌吃太成的食物。盐分会造成钙的流失。

3. 忌喝咖啡、浓酒、茶。

4. 忌吃辛辣刺激性食物。

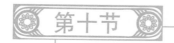

第十节

食物中毒

症状

食物中毒，指食用了被有毒有害物质污染的食品或者食用了含有毒有害物质的食品后出现的急性、亚急性疾病。

食物中毒的特点是潜伏期短、突然地和集体地爆发，多数表现为肠胃炎的症状，并和食用某种食物有明显关系。由细菌引起的食物中毒占绝大多数。由细菌引起的食物中毒的食品主要是动物性食品（如肉类、鱼类、奶类和蛋类等）和植物性食品（如剩饭、豆制品等）。食用有毒动植物也可引起中毒。如食入未经妥善加工的河豚鱼可使末梢神经和中枢神经发生麻痹，最后因呼吸中枢和血管运动麻痹而死亡。一些含一定量硝酸盐的蔬菜，贮存过久或煮熟后放置时间太长，细菌大量繁殖会使硝酸盐变成亚硝酸盐，而亚硝酸盐进入人体后，可使血液中低铁血红蛋白氧化成高铁血红蛋白，失去输氧能力，造成组织缺氧。严重时，可因呼吸衰竭而死亡。发霉的大豆、花生、玉米中含有黄曲霉的代谢产物黄曲霉素，其毒性很大，它会损害肝脏，诱发肝癌，因此不能食用。

▶ 反射区：膀胱、输尿管、肾脏、肾上腺、甲状旁腺、肝脏、内脏

▶ 穴位：太冲、内庭、太白

日 常 保 健

1. 忌吃辛辣刺激食物。

2. 忌吃煎、炸、熏、烤食物。

3. 忌吃油腻食物。

第十一节

抽　筋

症状

　　抽筋是一种不自觉的肌肉收缩痉挛现象，会造成肌肉僵硬酸痛。腿常抽筋大多是因为缺钙、受凉、局部神经血管受压引起。平时可适量的补钙，多晒太阳，注意局部保暖，也要注意体位的变化，如坐姿睡姿，避免神经血管受压；你也可做局部肌肉的热敷、按摩，加强局部的血液循环，如果还无改善，就应到医院检查治疗。

　　高热、癫痫、破伤风、狂犬病、缺钙等都可引起抽筋。常由于急剧运动或工作疲劳或胫部剧烈扭拧引起，往往在躺下或睡觉时出现。

　▶ 反射区：甲状腺、甲状旁腺

　▶ 穴位：解溪、三阴交、束骨

穴位及反射区

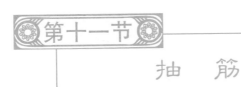

甲状旁腺

甲状腺

第十二节

虚 脱

症状

有的病人突然表现恶心，头晕，面色苍白，呼吸表浅，全身出冷汗，肌肉松弛，周身无力，往往突然瘫倒在地，有的伴有意识不清，这就是虚脱的表现。在浴室洗澡时"晕堂"也是虚脱。当有大量吐泻，失血和某些不知因素的强弱刺激等，都会导致心脏和血管的急性功能障碍而引起暂时性虚脱。

发现病人虚脱，应立即安置平卧休息。给予温热茶水或糖水饮用，并用手指掐压人中、内关、合谷等穴位。或是针刺合谷、足三里等，都有助于急救病人。对"晕堂"者，应马上使其离开澡堂，擦干汗水，到更衣室平卧，采取头低足高位休息片刻，经过上述处理，一般很快即可恢复。

▶ 反射区：心脏、肾脏、肾上腺

▶ 穴位：三阴交

穴位及反射区

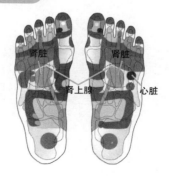

肾脏　　肾脏

肾上腺　　心脏

第十三节

手脚冰冷

症状

天气一冷，就有许多人感觉全身发冷，手脚尤其冰凉得受不了。这种情况，就是中医所说的"阳虚"，也就是一般所俗称的"冷底"或是"寒底"，西医未必能有效改善，但如果使用中医长期调理，倒是可以将这类体质改善。手脚冰冷和心脏血管有很大的关系，因为血液是由心脏发出，携带氧气到全身各部位，氧经过燃烧后，才能产生热能，手脚才会温暖。一旦心血管系统的功能出现障碍，就会影响血液运行输送，造成手脚冰冷的情形。

从中医的观点来看，手脚容易冰冷、麻木，多是属于气血的毛病，因为气虚、血虚所造成的血液运行不畅、血液量不足。

▶ 反射区：膀胱、输尿管、肾脏、肾上腺、心脏、脾、肝、肺、胃、十二指肠、大小肠、生殖腺、淋巴腺。

▶ 穴位：然谷、太溪、复溜、交信、三阴交、行间

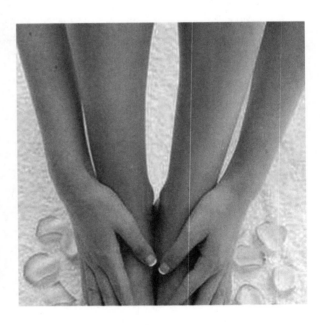

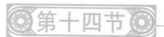

鱼尾纹

症状

眼角部位的细小皱纹就是鱼尾纹。主要是由于眼周缺水，皮肤新陈代谢功能下降，纤维组织老化、松弛，甚至断裂而形成的。此外，日晒、干燥、寒冷、洗脸水温过高、表情丰富、吸烟等也是形成鱼尾纹的原因。

穴位及反射区

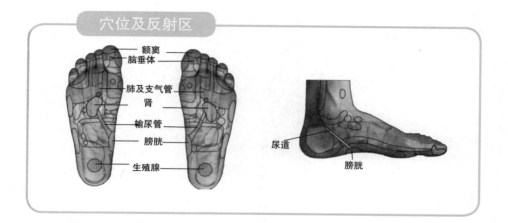

足部按摩方法

点按肾、肾上腺反射区各2分钟。点刮腹腔神经丛，并从足趾向足跟方向推按输尿管反射区各2分钟。点按膀胱，拇指推掌法推尿道反射区各2分钟。刮动额窦反射区，点按脑垂体反射区各2分钟。从足外侧向足内侧推按肺及支气管反射区2分钟。捏按三叉神经反射区1分钟，用力要均匀，频率为每分钟50次左右。点按生殖腺反射区1分钟。每日按摩2次。取双足，可由他人按摩，也可自己按摩。7日为1个疗程。

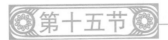

第十五节

额头纹

症状

　　随着年龄的增长，额纹会爬上额头。如何避免额头纹是很多人关心的问题，经常按摩相关反射区可缓解额头纹的产生。

穴位及反射区

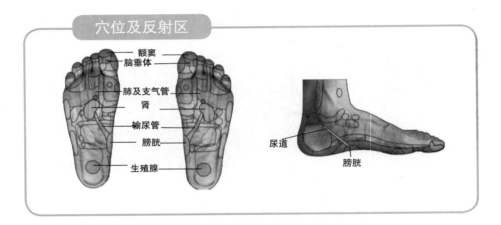

额窦
脑垂体
肺及支气管
肾
输尿管
膀胱
生殖腺
尿道
膀胱

足 部 按 摩 方 法

　　点按肾、肾上腺反射区各2分钟。点刮腹腔神经丛，并从足趾向足跟方向推按输尿管反射区各2分钟。点按膀胱，拇指推掌法推尿道反射区各2分钟。刮动额窦反射区，点按脑垂体反射区各2分钟。从足外侧向足内侧推按肺及支气管反射区2分钟。由前向后推动三叉神经反射区。点按生殖腺、胸部淋巴腺反射区各1分钟。每日按摩2次。取双足，可由他人按摩，也可自己按摩。7日为1个疗程。

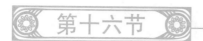

鼻唇沟纹

症状

鼻唇沟纹是由于年龄的增长所导致的，经常按摩反射区可以延缓其出现的时间。

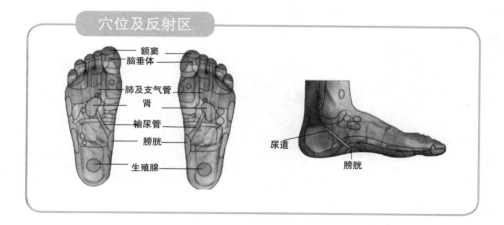

穴位及反射区

额窦
脑垂体
肺及支气管
肾
输尿管
膀胱
生殖腺

尿道
膀胱

足部按摩方法

　　点按肾、肾上腺反射区各2分钟。点刮腹腔神经丛，并从足趾向足跟方向推按输尿管反射区各2分钟。点按膀胱，拇指推掌法推尿道反射区各2分钟。推按鼻，点按脑垂体反射区2各分钟。从足外侧向足内侧推按肺及支气管反射区2分钟。由前向后推动三叉神经反射区1分钟。点按生殖腺、刮动甲状腺反射区各1分钟。每日按摩2次。取双足，可由他人按摩，也可自己按摩。7日为1个疗程。

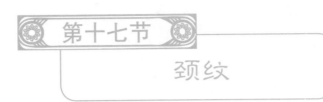

第十七节

颈纹

症状

颈部皱纹严重影响人的美观，随着年龄的增长，颈部皮肤松懈，皱纹增多。经常做足部按摩能缓解颈部皱纹。

穴位及反射区

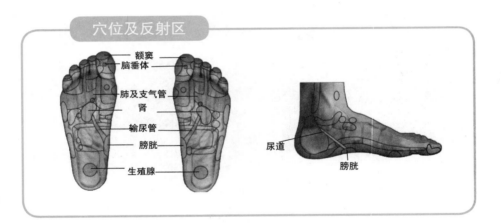

额窦
脑垂体
肺及支气管
肾
输尿管
膀胱
生殖腺
尿道
膀胱

足部按摩方法

点按肾、肾上腺反射区各2分钟。点刮腹腔神经丛，并从足趾向足跟方向推按输尿管反射区各2分钟。点按膀胱，拇指推掌法推尿道反射区各2分钟。钳动颈项、颈椎反射区2分钟。从足外侧向足内侧推按肺及支气管反射区2分钟。刮动甲状腺、下身淋巴腺反射区各1分钟。每日按摩2次。取双足，可由他人按摩，也可自己按摩。7日为1个疗程。

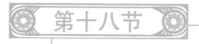

雀斑

症状

雀斑是皮肤色素沉着的结果. 往往在夏天增多，这是由于强烈的紫外线照射的缘故。另外，某些化妆品、精神压力、烦躁等也会诱发雀斑，卵巢或子宫疾病、肝脏疾病等也可使雀斑增多. 并可伴有恶心倦怠等症状。

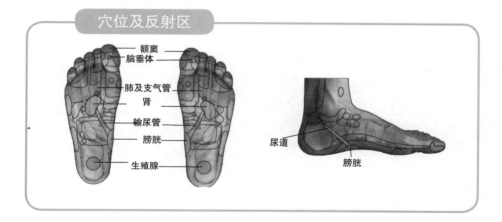

穴位及反射区

额窦
脑垂体
肺及支气管
肾
输尿管
膀胱
生殖腺
尿道
膀胱

足部按摩方法

点按肾、肾上腺反射区各2分钟。点刮腹腔神经丛，并从足趾向足跟方向推按输尿管反射区各2分钟。点按膀胱，拇指推掌法推尿道反射区各2分钟。从足外侧向足内侧推按肺及支气管反射区2分钟。由前向后推动三叉神经反射区1分钟，推按上、下颌反射区2分钟。刮动甲状腺、胸部淋巴腺，点按生殖腺反射区各1分钟。每日按摩2次。取双足，可由他人按摩，也可自己按摩。7日为1个疗程。

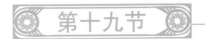

第十九节
皮肤粗糙

症状

皮肤粗糙可分两种，一种是因为体质原因，多数发生在干性皮肤身上，当日常饮食中脂肪酸的摄入过少、各种水果摄取不足或饮水不够等都易造成维生素、水分和油脂的摄取不足，从而导致皮肤粗糙；另外一种是因为炎症，这是由于选择不适当的化妆品和药品的原因，同时空气中经常飘浮的花粉或者过敏源，也引起过敏而导致皮肤粗糙。

穴位及反射区

额窦
脑垂体
肺及支气管
肾
输尿管
膀胱
生殖腺

尿道
膀胱

足部按摩方法

点按肾、肾上腺反射区各2分钟。点刮腹腔神经丛，并从足趾向足跟方向推按输尿管反射区各2分钟。点按膀胱，拇指推掌法推尿道反射区各2分钟。点按脑垂体、肝、脾反射区各2分钟。从足外侧向足内侧推按肺及支气管反射区2分钟。刮动胸部淋巴腺，点按上、下身淋巴腺反射区各1分钟。每日按摩2次。取双足，可由他人按摩，也可自己按摩。7日为1个疗程。

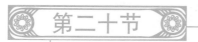

第二十节

黄褐斑

症状

黄褐斑是皮肤色素沉着的结果，往往在夏天增多，这是由于强烈的紫外线照射的缘故。另外，某些化妆品、精神压力、烦躁等也会诱发黄褐斑'卵巢或子宫疾病，肝脏疾病等也可使黄褐斑增多，并可伴有恶心、倦怠等症状。

穴位及反射区

- 额窦
- 脑垂体
- 肺及支气管
- 肾
- 输尿管
- 膀胱
- 生殖腺
- 尿道
- 膀胱

足部按摩方法

点按肾、肾上腺反射区各2分钟。点刮腹腔神经丛，并从足趾向足跟方向推按输尿管反射区各2分钟。点按膀胱，拇指推掌法推尿道反射区各2分钟。刮动额窦、头部(大脑)反射区。点按脑垂体反射区各1分钟。从足外侧向足内侧推按肺及支气管反射区2分钟。由前向后推动三叉神经反射区1分钟。刮动甲状腺，点按生殖腺，捏按上、下身淋巴腺反射区各1分钟。每日按摩2次。取双足，可由他人按摩，也可自己按摩。7日为1个疗程。

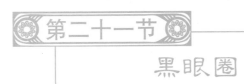

第二十一节

黑眼圈

症状

黑眼圈是一种常见的困扰．它会让人看起来很疲倦，没精神。迟睡早起再加上不当的卸妆方法都是导致双眼水肿、出现黑眼圈的原因。此外，肾脏有病、怀孕期间、睡眠不足或疲劳都会造成眼部体液堆积形成黑眼圈。

穴位及反射区

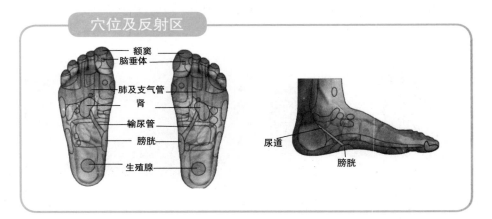

足部按摩方法

点按肾、肾上腺反射区各2分钟。点刮腹腔神经丛，并从足趾向足跟方向推按输尿管反射区各2分钟。点按膀胱，拇指推掌法推尿道反射区各2分钟。刮动额窦、头部（大脑）反射区。点按脑垂体反射区各1分钟。点按眼、肝反射区各1分钟。由前向后推动三叉神经反射区1分钟。刮动甲状腺、胸部淋巴腺，点按上、下身淋巴腺反射区各1分钟。每日按摩2次。取双足，可由他人按摩，也可自己按摩。7日为1个疗程。

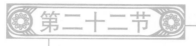

眼袋

症状

眼袋是一种常见的困扰，它会让人看起来很疲倦，没精神。由于眼睑皮肤很薄，皮下组织薄而疏松，很容易发生水肿现象，而随着年龄的增长愈加明显。迟睡早起再加上不当的卸妆方法都是导致双眼水肿和眼袋的原因。此外，肾脏有病、怀孕期间、睡眠不足或疲劳都会造成眼部体液堆积形成眼袋。

穴位及反射区

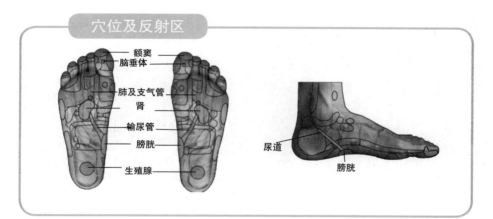

额窦
脑垂体
肺及支气管
肾
输尿管
膀胱
生殖腺
尿道
膀胱

足 部 按 摩 方 法

点按肾、肾上腺反射区各2分钟。点刮腹腔神经丛，并从足趾向足跟方向推按输尿管反射区各2分钟。点按膀胱，拇指推掌法推尿道反射区各2分钟。刮动额窦、头部（大脑）反射区。点按脑垂体反射区各1分钟。点按眼、肝、脾反射区各1分钟。由前向后推动三叉神经反射区1分钟。每日按摩2次。取双足，可由他人按摩，也可自己按摩。7日为1个疗程。

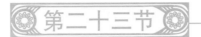

斑秃

症状

斑秃俗称鬼剃头，又称油风，常在精神刺激后发生，在不知不觉中，偶然发现1个或数个圆形、椭圆形或不规则的斑状脱发区，头皮光亮，无自觉不适，局部也无炎症表现。严重者可发展至全秃，甚至眉毛、腋毛、阴毛都全部脱落。可连续数月甚至数年。

穴位及反射区

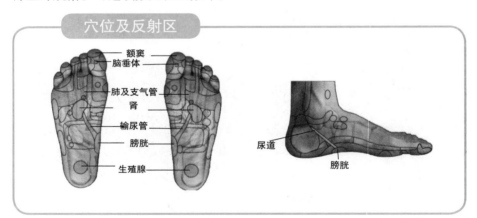

足部按摩方法

点按肾、肾上腺反射区各2分钟。点刮腹腔神经丛，并从足趾向足跟方向推按输尿管反射区各2分钟。点按膀胱，拇指推掌法推尿道反射区各2分钟。刮动额窦、头部（大脑）反射区，点按脑垂体、肝反射区各1分钟。从足外侧向足内侧推按肺及支气管反射区2分钟。点按脾、肝反射区各1分钟。刮动甲状腺，点按生殖腺，上、下身淋巴腺反射区各1分钟。每日按摩2次。取双足，可由他人按摩，也可自己按摩。7日为1个疗程。

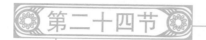

美白靓肤

症状

肌肤漂亮是美容的重要条件之一。以往以肤色白为美，其实美丽肌肤的先决条件应该是气色好、透明度高、不觉得暗沉、光滑柔润和富有弹性。所以从肌肤漂不漂亮就可知道健康的状况。

穴位及反射区

额窦
脑垂体
肺及支气管
肾
输尿管
膀胱
生殖腺
尿道
膀胱

足部按摩方法

点按肾、肾上腺反射区各2分钟。点刮腹腔神经丛，并从足趾向足跟方向推按输尿管反射区各2分钟。点按膀胱，拇指推掌法推尿道反射区各2分钟。点按脑垂体反射区2分钟。从足外侧向足内侧推按肺及支气管反射区2分钟。刮动脾反射区，点按生殖腺，推动前列腺或子宫反射区各1分钟。刮动胸部淋巴腺，点按上、下身淋巴腺反射区1分钟。每日按摩2次。取双足，可由他人按摩，也可自己按摩。7日为1个疗程。

第二十五节
润发乌发

症状

　　白发是指头发部分变白或全部变白的一种皮肤病。病因复杂，先天性者多与白化病并发，有时呈家族性或与色素缺乏有关；后天者除老年生理性白发以外，可能与营养不良、精神创伤、情绪激动、悲观或抑郁等有关。

穴位及反射区

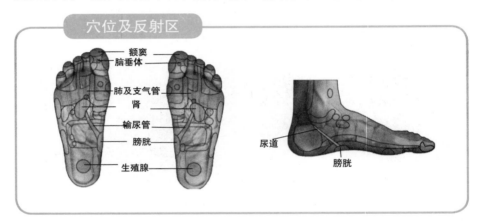

额窦
脑垂体
肺及支气管
肾
输尿管
膀胱
生殖腺
尿道
膀胱

足部按摩方法

　　点按肾、肾上腺反射区各2分钟。点刮腹腔神经丛，并从足趾向足跟方向推按输尿管反射区各2分钟。点按膀胱，拇指推掌法推尿道反射区各2分钟。刮动额窦、头部（大脑）反射区，点按脑垂体、肝，捏按甲状旁腺反射区各1分钟。从足外侧向足内侧推按肺及支气管反射区2分钟。点按生殖腺，上、下身淋巴腺反射区各1分钟。每日按摩2次。取双足，可由他人按摩，也可自己按摩。7日为1个疗程。

第二十六节

丰胸美乳

症状

丰满、挺拔、匀称的乳房能增加女性的曲线美，在女性的形体美中占有十分重要的地位。但有些女性乳房过小、下垂、形状不佳等，给她们带来许多烦恼和困惑。

穴位及反射区

额窦
脑垂体
肺及支气管
肾
输尿管
膀胱
生殖腺

尿道
膀胱

足部按摩方法

　　点按肾、肾上腺反射区各2分钟。点刮腹腔神经丛，并从足趾向足跟方向推按输尿管反射区各2分钟。点按膀胱，拇指推掌法推尿道反射区各2分钟。点按脑垂体反射区2分钟。捏按胃、胸椎，刮动胸部淋巴腺反射区各1分钟。点按生殖腺反射区1分钟。从前向后推按胸（乳房）反射区。每日按摩2次，7日为1个疗程。

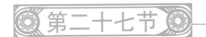

第二十七节
整体减肥

症状

肥胖是指过多脂肪堆积体内的状态。一般容易囤积脂肪的部位，是下颏到乳房之间、肚脐到腰围之间，或是大腿及膝盖的后侧、脚踝等。但假如脂肪堆积于身体上没有脂肪组织的血管、心脏和肝脏等处，则可能引起糖尿病、高血压、动脉硬化、心脏病和胆结石。所以保持标准体重对于健康是非常重要的。

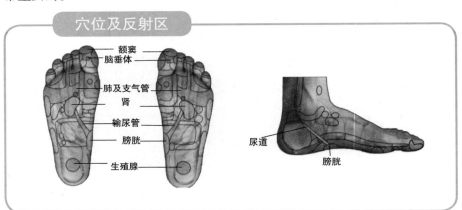

穴位及反射区

额窦
脑垂体
肺及支气管
肾
输尿管
膀胱
生殖腺
尿道
膀胱

足部按摩方法

点按肾、肾上腺反射区各2分钟。点刮腹腔神经丛，并从足趾向足跟方向推按输尿管反射区各2分钟。点按膀胱，拇指推掌法推尿道反射区各2分钟。点按脑垂体、脾，刮动甲状腺反射区各2分钟。捏按胃、胸椎、甲状旁腺，刮动胸部淋巴腺反射区各1分钟。点按生殖腺，上、下身淋巴腺反射区各1分钟。每日按摩2次，7日为1个疗程。

第二十八节

腹部变平坦

症状

腹部是全身最容易堆积脂肪的部位，又处在身体的最中央，特别容易引人注目。所以腹部是健美锻炼的重点。从人体健美角度看，真正健美的腹部应由细而有力的腰和线条明显的腹肌构成。当腹围在90～100厘米以上或腹围与臀围的比值男性＞0.9，女性＞0.85时，腹部的脂肪就非去不可了。

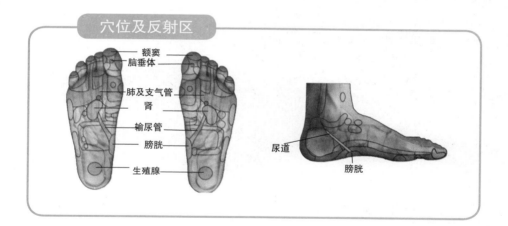

穴位及反射区

额窦
脑垂体
肺及支气管
肾
输尿管
膀胱
生殖腺
尿道
膀胱

足部按摩方法

点按肾、肾上腺反射区各2分钟。点刮腹腔神经丛，并从足趾向足跟方向推按输尿管反射区各2分钟。点按膀胱，拇指推掌法推尿道反射区各2分钟。点按脑垂体、生殖腺反射区各2分钟。刮动甲状腺、脾，捏按腰椎、骶椎反射区各1分钟。由下向上推按下腹部反射区，刮动胸部淋巴腺反射区各1分钟。每日按摩2次，7日为1个疗程。

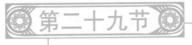

第二十九节

美背美脊

症状

　　背部是最容易疲劳的部位，伏案工作日久或姿势不当均可导致背部肌肉疲劳，易出现驼背、扛肩等，影响形体美观。

穴位及反射区

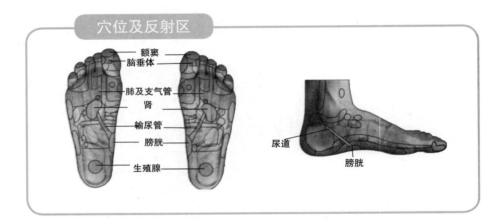

足部按摩方法

　　点按肾、肾上腺反射区各2分钟。点刮腹腔神经丛，并从足趾向足跟方向推按输尿管反射区各2分钟。点按膀胱，拇指推掌法推按尿道反射区各2分钟。从足外侧向足内侧刮动斜方肌反射区2分钟。由前向后推按颈项、颈椎、胸椎、腰椎、骶椎反射区2分钟。推按肩胛骨，点按生殖腺反射区，上、下身淋巴腺反射区各1分钟。每日按摩2次，7日为1个疗程。

第三十节
腰部纤细

症状

对女性来说，腰部是最引人注目的部位。若腰部臃肿肥胖，就很难配以强调身体曲线的合体时装。但是，腰部是平常极难活动到的部位，容易积存脂肪。如果合理刺激腰腹、背腰部的经络、穴位、肌肉，就可逐渐消除腰部肥胖。

穴位及反射区

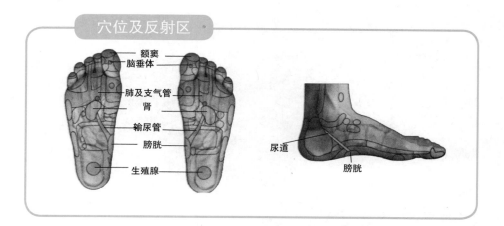

足部按摩方法

点按肾、肾上腺反射区各2分钟。点刮腹腔神经丛，并从足趾向足跟方向推按输尿管反射区各2分钟。点按膀胱，拇指推掌法推尿道反射区各2分钟。点按脑垂体、生殖腺反射区各2分钟。刮动甲状腺，捏按腰椎、骶椎反射区各1分钟。由下向上推按下腹部反射区，刮动胸部淋巴腺反射区各1分钟。每日按摩2次，7日为1个疗程。

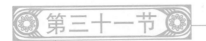

第三十一节

健美腿部

症状

　　每位女性都想有双修长的腿，女性大腿过粗，不仅影响美观，可能还会影响健康。根据医学研究发现，女性大腿过粗将提高心血管疾病的发生几率。

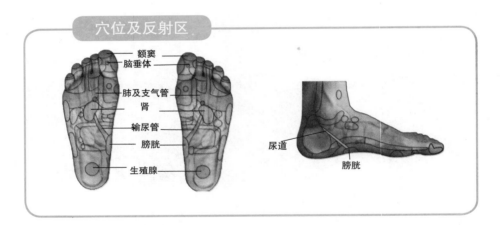

穴位及反射区

额窦
脑垂体
肺及支气管
肾
输尿管
膀胱
生殖腺

尿道
膀胱

足部按摩方法

　　点按肾、肾上腺反射区各2分钟。点刮腹腔神经丛，并从足趾向足跟方向推按输尿管反射区各2分钟。点按膀胱，拇指推掌法推尿道反射区各2分钟。刮动甲状腺，点按生殖腺反射区各2分钟。捏按髋关节、膝、腰椎反射区各1分钟。由下向上推按内、外侧坐骨神经，刮动胸部淋巴腺，上、下身淋巴腺反射区各1分钟。每日按摩2次，7日为1个疗程。

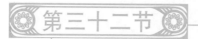

解除疲劳

症状

总觉得很疲倦、身体慵懒时，首先应检查是不是过度疲劳。在睡眠不足，营养失衡、精神紧张下容易出现慢性疲劳。如果生活没有太大改变，最近却突然觉得很疲劳、身体慵懒的话，可能是有内脏疾病。

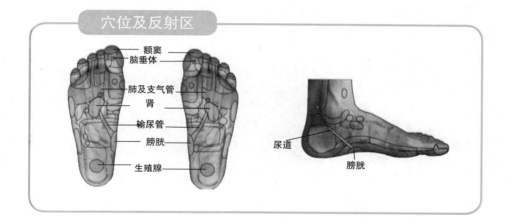

穴位及反射区

额窦
脑垂体
肺及支气管
肾
输尿管
膀胱
生殖腺
尿道
膀胱

足部按摩方法

点按肾、肾上腺反射区各2分钟。点刮腹腔神经丛，并从足趾向足跟方向推按输尿管反射区各2分钟。点按膀胱，拇指推掌法推按尿道反射区各2分钟。刮动头部（大脑），点按脑垂体，刮动心、甲状腺反射区各1分钟。捏按甲状旁腺，刮动胸部淋巴腺反射区各1分钟。从足尖向足跟方向推按颈项、胸椎、腰椎、骶椎反射区各2分钟。每日按摩2次，7日为1个疗程。

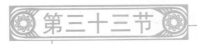

第三十三节

缓解压力

症状

由于现代生活节奏的加快和生存竞争的激烈，人们往往会面临巨大的压力，不同的人，压力来源不同，但表现都是一样的．如果这种心情无法调节，就会形成抑郁症，危害人的健康。

穴位及反射区

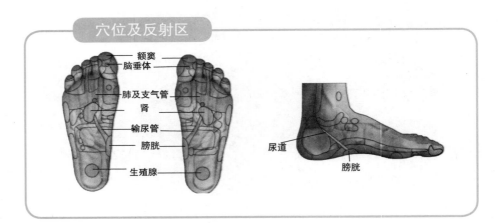

足部按摩方法

点按肾、肾上腺反射区各2分钟。点刮腹腔神经丛，并从足趾向足跟方向推按输尿管反射区各2分钟。点按膀胱，拇指推掌法推尿道反射区各2分钟。刮动额窦、头部（大脑），点按脑垂体、心、肝、脾反射区各2分钟。点按生殖腺，捏按甲状旁腺，刮动胸部淋巴腺反射区各1分钟。点按上、下身淋巴腺反射区1分钟。每日按摩2次，7日为1个疗程。

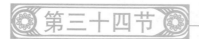

健脑益智

症状

人的大脑是最复杂和最旺盛的一个器官，大脑的发达、健全状况很大程度上决定一个人的智力，可以表现在语言能力、感觉速度、空间定向及计算思维等方面。

穴位及反射区

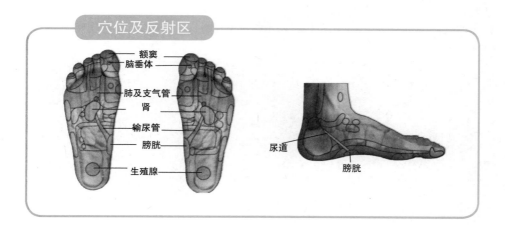

足部按摩方法

点按肾、肾上腺反射区各2分钟。点刮腹腔神经丛，并从足趾向足跟方向推按输尿管反射区各2分钟。点按膀胱，拇指推掌法推尿道反射区各2分钟。刮动额窦、头部（大脑），点按脑垂体、小脑及脑干反射区各2分钟。捏按颈椎，点按心反射区各1分钟。每日按摩2次，7日为1个疗程。

第三十五节
畏寒肢冷

症状

畏寒肢冷是指特别怕冷。美国营养学家贝尔德和宾夕法尼亚州大学医学教授鲁卡斯基的医学研究表明，缺铁、血浆甲状腺素水平降低都会引起怕冷。缺铁是因为营养素得不到充分地氧化，产热不够就会感到寒冷。甲状腺素具有生热效应，它能使基础代谢增高，皮肤血流循环加快。而甲状腺素水平降低，则人体的御寒能力必然降低。

穴位及反射区

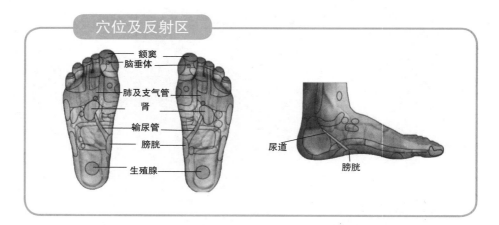

额窦
脑垂体
肺及支气管
肾
输尿管
膀胱
生殖腺
尿道
膀胱

足部按摩方法

点按肾、肾上腺反射区各2分钟。点刮腹腔神经丛，并从足趾向足跟方向推按输尿管反射区各2分钟。点按膀胱，拇指推掌法推尿道反射区各2分钟。点按脑垂体、心反射区各2分钟。捏按甲状旁腺，刮动甲状腺反射区各1分钟。捏按上、下身淋巴腺，刮动胸部淋巴腺反射区各1分钟。每日按摩2次，7日为1个疗程。

第三十六节
电视综合证

症状

电视是人们生活中的好伴侣，长时间看电视则会有损健康，俗话说"久坐伤肾"、"久视伤目"，长时间看电视必然会感到腰酸腿麻，眼睛酸痛干涩，长此以往还会影响消化功能、呼吸功能，使体重增加，体质减弱，所以应避免长时间看电视。

穴位及反射区

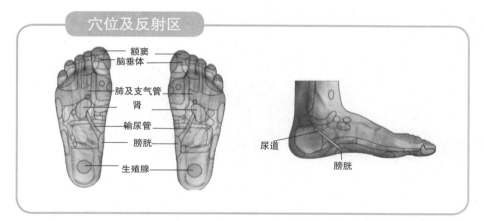

额窦
脑垂体
肺及支气管
肾
输尿管
膀胱
生殖腺
尿道
膀胱

足部按摩方法

点按肾、肾上腺反射区各2分钟。点刮腹腔神经丛，并从足趾向足跟方向推按输尿管反射区各2分钟。点按膀胱，拇指推掌法推尿道反射区各2分钟。刮动头部（大脑）反射区1分钟。推点眼、耳反射区，由轻到重推按心反射区2分钟。从足外侧向足内侧推按肺及支气管反射区2分钟。从足尖向足跟方向推按颈椎、胸椎、腰椎反射区各2分钟。捏按上、下身淋巴腺，刮动胸部淋巴腺反射区各1分钟。每日按摩2次，7日为1个疗程。

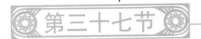

第三十七节

空调综合证

症状

空调综合征是由于空调居室的低温环境刺激机体，引起皮肤汗腺和皮脂腺收缩，腺口闭塞，血液流动不畅，并使神经调节紊乱，因而会产生传染病、变态反应性疾病及各种不适等。

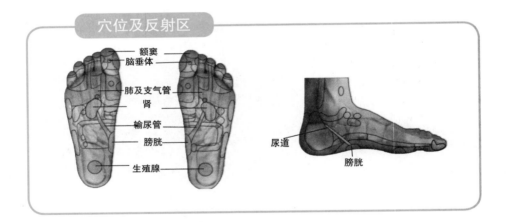

穴位及反射区

额窦
脑垂体
肺及支气管
肾
输尿管
膀胱
生殖腺
尿道
膀胱

足 部 按 摩 方 法

　　点按肾、肾上腺反射区各2分钟。点刮腹腔神经丛，并从足趾向足跟方向推按输尿管反射区各2分钟。点按膀胱，拇指推掌法推尿道反射区各2分钟。刮动头部（大脑）、脑垂体反射区2分钟。从足外侧向足内侧推按肺及支气管反射区2分钟。捏按上、下身淋巴腺，刮动胸部淋巴腺反射区各1分钟。每日按摩2次，7日为1个疗程。

第三十八节

麻将综合证

症状

　　麻将综合征是由于打麻将坐得过久，聚精会神，有时通宵达旦，脊椎韧带和附近肌肉处于不平衡的紧张状态，容易腰肌劳损、视力疲劳，甚至导致精神疲惫不堪、神经衰弱、尿路结石等症状。

穴位及反射区

额窦
脑垂体
肺及支气管
肾
输尿管
膀胱
生殖腺
尿道
膀胱

足部按摩方法

　　点按肾、肾上腺反射区各2分钟。点刮腹腔神经丛，并从足趾向足跟方向推按输尿管反射区各2分钟。点按膀胱，拇指推掌法推尿道反射区各2分钟。由前向后刮动头部（大脑）反射区2分钟。点按脑垂体、小脑及脑干反射区各2分钟。刮动额窦，点按眼、耳反射区各1分钟。从足尖向足跟方向推按颈椎、胸椎、腰椎、骶椎反射区，点按上、下身淋巴腺反射区各1分钟。每日按摩2次，7日为1个疗程。

第三十九节

促进食欲

症状

食欲是对食物的期望，是在期望进食时感觉到的一种愉快感。食欲减退是临床常见症状，也可发生于情绪不佳、睡眠不足、疲倦、食品单调等情况。如果近期突然出现无明显诱因且持续时间较长，不易恢复的食欲不振并伴有其他症状时，则应提高警惕。

穴位及反射区

- 额窦
- 脑垂体
- 肺及支气管
- 肾
- 输尿管
- 膀胱
- 生殖腺
- 尿道
- 膀胱

足部按摩方法

　　点按肾、肾上腺反射区各2分钟。点刮腹腔神经丛，并从足趾向足跟方向推按输尿管反射区各2分钟。点按膀胱，拇指推掌法推尿道反射区各2分钟。推按胃、胰、十二指肠反射区各1分钟。从内侧向外侧刮动上颌、下颌反射区各1分钟。从后向前刮动喉、食管反射区各1分钟。捏按甲状旁腺，刮动甲状腺反射区，点按脑垂体反射区各1分钟。每日按摩2次，7日为1个疗程。

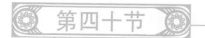

第四十节
聪耳

症状

据统计，我国目前有听力语言残障人士2057万人，听力减退也是困扰老年人的一大因素，其原因常跟药物、噪声、中耳炎及吸烟等有关。

穴位及反射区

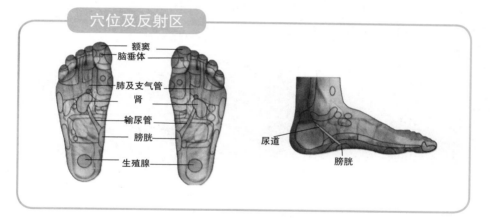

额窦
脑垂体
肺及支气管
肾
输尿管
膀胱
生殖腺

尿道
膀胱

足部按摩方法

点按肾、肾上腺反射区各2分钟。点刮腹腔神经丛，并从足趾向足跟方向推按输尿管反射区各2分钟。点按膀胱，刮动额窦反射区各2分钟。从后向前刮动内耳迷路反射区2分钟。捏按耳、甲状腺，刮动胸部淋巴腺反射区各1分钟。每日按摩2次，7日为1个疗程。

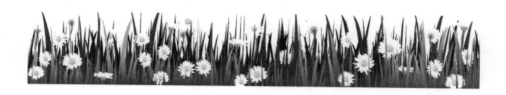

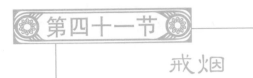

第四十一节

戒烟

症状

　　吸烟被称为"慢性自杀"，其对人体的毒害很大。足疗可帮助戒烟者戒掉烟瘾。

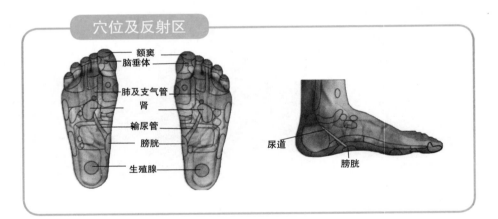

穴位及反射区

额窦
脑垂体
肺及支气管
肾
输尿管
膀胱
生殖腺
尿道
膀胱

足部按摩方法

　　点按肾、肾上腺反射区各2分钟。点刮腹腔神经丛，并从足趾向足跟方向推按输尿管反射区各2分钟。点按膀胱，拇指推掌法推尿道反射区各2分钟。推按鼻反射区2分钟。从足外侧向足内侧推按肺及支气管反射区2分钟。刮动头部（大脑）反射区2分钟。推按喉、气管与食管、胸部淋巴腺，点按脑垂体、上身淋巴腺反射区各1分钟。每日按摩2次，7日为1个疗程。

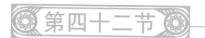

戒酒

症状

酒对人体危害极大，轻者可影响记忆力，导致生殖系统功能紊乱。长期饮酒会导致酒精性肝硬化。酗酒过量可引起呼吸肌麻痹而死亡。

穴位及反射区

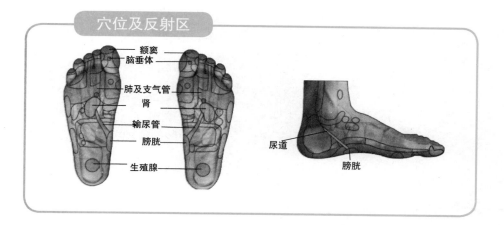

足部按摩方法

点按肾、肾上腺反射区各2分钟。点刮腹腔神经丛，并从足趾向足跟方向推按输尿管反射区各2分钟。点按膀胱，拇指推掌法推尿道反射区各2分钟。点按头部（大脑）、脑垂体反射区2分钟。捏按上、下身淋巴腺反射区1分钟。点刮心反射区1分钟。每日按摩2次，7日为1个疗程。

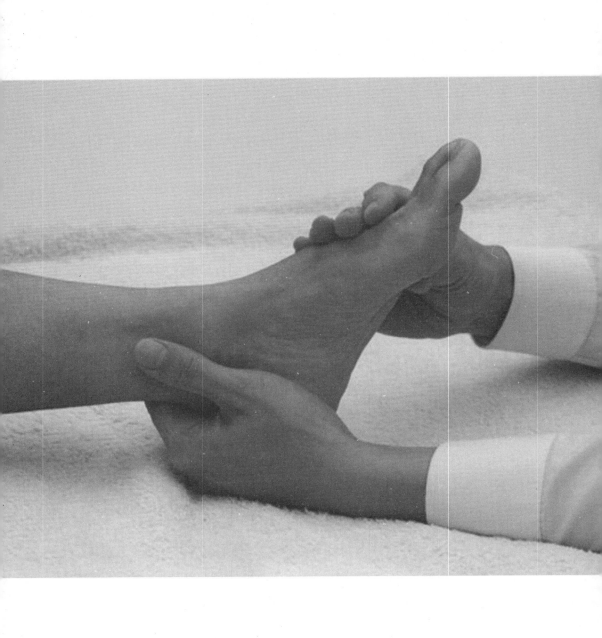